山本健人

医者が教える
しい病院のかかり方

GS
幻冬舎新書
577

はじめに

あれは、私が小学生のときのことです。

腕にブツブツができ、母に連れられて近所の皮膚科に行きました。

若い皮膚科医が診療している、毎日多くの患者さんが訪れる、大人気のクリニックでした。

医師は私の腕のブツブツを診察し、

「何か炎症が起きているようだから、塗り薬を出しておきましょう。良くならないようならまた来てください」

と言って軟膏を処方してくれました。


その日から私は、毎日欠かさずその軟膏を塗り続けました。

ところが、ブツブツはひどくなるばかり。

「あの若い先生、本当に大丈夫なのかしら？」

私を心配した母は、皮膚科医の診断に不信感を抱き始めました。

私自身も、間違った薬を出されたのではないか、という思いで不安が高まります。

受診から1週間後、一向に良くならない症状を見かねた母は、私を車に乗せて隣町の皮膚科へ連れていきました。

「別の皮膚科医にもう一度診察し直してもらった方がいい」

母はそう考えたからです。

隣町の皮膚科クリニックは古く、ベテランの医師が診療していました。

彼は私の腕を見るなり、こう言いました。

「ひどいブツブツですね。その軟膏は効きませんから、すぐに塗るのをやめなさい。私が別の軟膏を出します。これを塗りなさい」

その指示に従い、私は新たに処方してもらった別の軟膏を塗り始めました。

すると、見る見るうちにブツブツは消えていったのです。

「あのベテランの先生は名医だ」

私も母も、確信しました。

同時に、

「近所の皮膚科にはもう二度と行くまい」

そう心に決めました。

見当違いの塗り薬を処方されたのですから。

それ以降、皮膚の症状で困ったときは、わざわざ車で隣町の皮膚科に通うようになったのでした。


私は医師になってからというもの、このエピソードを何度も思い出します。

今なら私は、「隣町の皮膚科に行かず、同じ近所の皮膚科にもう一度行っていても、結果は同じだっただろう」と予想できるからです。

なぜ、そう言えると思いますか？


「後医《こうい》は名医」という有名な言葉があります。

最初に診た医師より後から診た医師の方が、より正確に診断しやすいため、患者さんにとって「名医」になりやすい、という意味です。

なぜでしょうか？

後から診た医師は最初に診た医師と違って、「それまでに行われた治療が効いたか効いていないか、体がどんな反応を示したか」という情報を手にした上で診断することができるからです。

つまり、隣町の皮膚科医は、

「最初に処方された軟膏が効かないタイプの皮疹である」

というヒントをもらった状態で診断できた、というわけです。

「ある薬を1週間試して分かったこと」は、医学的にはあまりにも重要な情報なのです。

(このテーマは第五章で詳しく取り上げます)


私たち医師は、常に、患者さんに対してベストな治療を提供したい、と考えています。

しかし、最初から病気を正確に見抜き、その原因を言い当て、それに見合った薬を処方することができる機会は、決して多くありません。

むしろ、治療を提供してその反応を観察し、時間とともに軌道修正する力が求められることの方が多い、とも言えます。

最初の皮膚科医が言った、

「良くないようならまた来てください」

というセリフは、出した塗り薬の効果によって、治療方針を変更する可能性があったことを意味します。

再診して私の腕の変化を見たならば、きっと後から診たベテラン医師と同じ判断を下したことでしょう。


私たちの知識不足。医師とのすれ違い。

そのせいで私たち親子は、自宅から徒歩数分の距離にある貴重なクリニックへの通院機会を失ってしまいました。


このように、医師と患者さんとの間では、ふとしたボタンの掛け違いが、患者さんに思いもよらぬ不利益を及ぼすことがよくあります。

医師が患者さんの考え方を理解することは当然大切ですが、むしろ患者さん側が、

「医師はどんなことを考えて医療行為をしているのか？」

ということを知り、医師をうまく利用する力を身につけることも大切です。

本書では、医師や病院をうまく利用するために必要な情報や、医師の考え方を紹介し、医師にとっては当たり前でも患者さんには意外に知られていない大切な知識を、惜しみなく書きました。

最後まで読んでいただければ、みなさんの医療に対する考え方は大きく変わるでしょう。

ぜひ、本書を「医師と病院の取扱説明書」として使ってくだされば幸いです。

＊後述するように、「病院」とは法律的には、入院患者のためのベッド数が20床以上の、規模の大きな医療機関を指します。ですが、本書では、それより小さいクリニック・診療所・医院も含めた、医療機関一般の意味で「病院」という語を使用していることもあります。

医者が教える　正しい病院のかかり方／目次

第五章　薬の知識 191

第六章　知っておきたい家庭の医学 233

イラスト　豊島愛（キットデザイン）
図版作成・DTP　美創

第一章

病院に行く前に

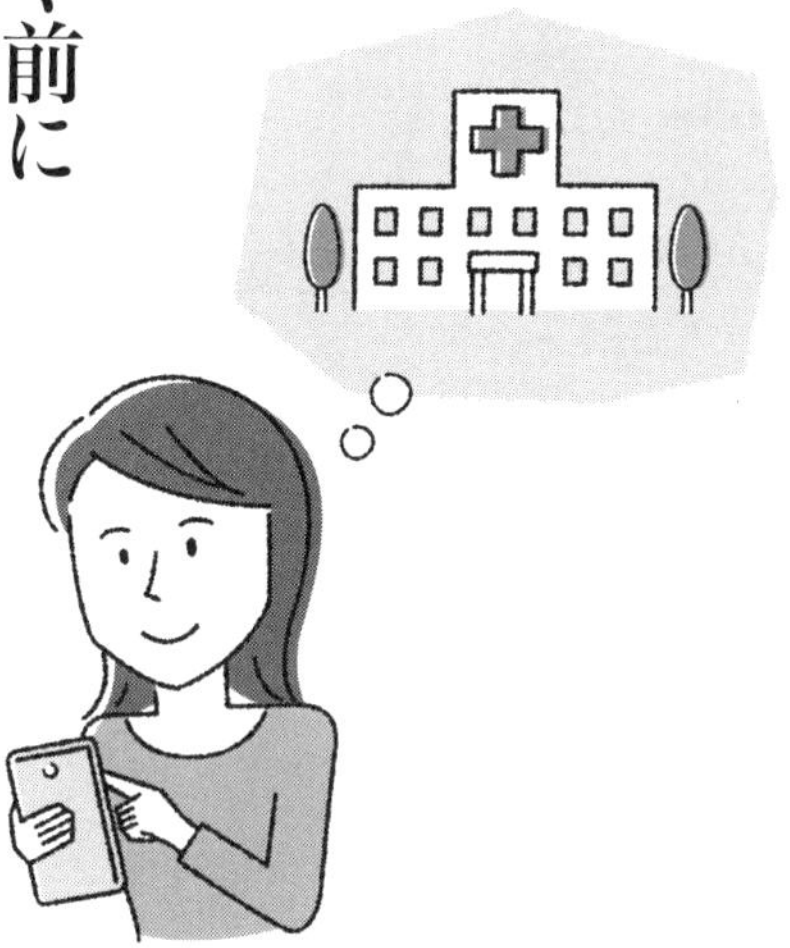

病院に行くときお薬手帳を持参するのはなぜ?

病院に行くとき、みなさんは何を持っていきますか?

まず忘れてはいけないのは保険証、以前にかかったことのある病院なら診察券、小さいお子さんの場合は母子手帳も要りますね。

もう一つ、必ず持っていっていただきたいのが、お薬手帳です。たくさん薬を飲んでいるのに、何を飲んでいるのかご本人も記憶があやふやで分からない、というケースはよくあります。こちらが出したい薬があっても、普段飲んでいる薬と重複しないか、あるいは飲み合わせに問題がないかが分からないと処方できません。

お薬手帳を見れば、こうした情報が一目で分かります。

ご高齢の方の場合は特に、付き添うご家族の方がお薬手帳を持っていくよう注意していただきたいと思います(かかりつけのクリニックなら、医師の手元に情報があるので問題ありませんが)。

また、お薬手帳にはもっと大きな利点があります。**「その患者さんが普段どういう病気で通院しているのか」がかなり正確に分かる**ことです。

たとえば外来で、

「これまでに何か病気をしたことがありますか？」

と尋ねると、

「何にもないよ」

との答えが返ってきたのに、お薬手帳を見るとたくさんの薬を飲まれている――。このようなケースはとてもよくあります。お薬手帳に降圧薬と血糖値を下げる薬があるのを見て、「高血圧と糖尿病があるんですね」と言うと、「そうそう、薬が多くて困るんだよ」と返ってきたりするのです。

「自覚症状のない持病」をすべて暗記し、自分で説明できる方はあまり多くありません。一方、お薬手帳を見せてくれさえすれば、医師は大事な情報をすぐに把握できます。

さらに、薬の種類や用量を見れば、「その病気がどの程度悪いか」も分かります。たとえば同じ降圧薬でも、1種類を1錠飲んでいる方、同じものを2錠飲んでいる方、2種類の降圧薬を併用して飲んでいる方では、重症度やタイプはまったく異なります。

また、お薬手帳にはたいてい、かかった病院名と医師名も書かれています。これを見て私たちは、その医師がどんなことを考え、どんな診断をしたのか、といったことまで読み取ることができます。のちにその医師に紹介状を書いたり、患者さんの病状に関してやりとりしたりする際には、この情報が大いに参考になります。

このように、医師は、お薬手帳を見るだけで、患者さんが自分では説明できない、かなり多くの情報を得ることができます。逆に、薬を常用している方が、お薬手帳を持たずに病院に行くことは、大きなリスクをともなう行為だと言ってよいでしょう。

まだお薬手帳を持っていない方は、かかりつけ医や調剤薬局の薬剤師に相談し、必ず作っておくことをおすすめします。

では、もし病院に行く間際になってお薬手帳がないことに気づいたら？　そのときは、**飲んでいる薬をそのまま持参する**のがよいでしょう。お薬手帳ほど便利ではありませんが、薬そのものを見れば、その種類がある程度分かることはあります（もちろん、実物を見るだけでは何の薬か分からないことも多々ありますが）。

病院に行く前に準備しておくことは？

持ち物以外にも、病院に行く前に準備しておくと、患者さんにとってとても有利なことがあります。それは、「**これまでにどんな病気にかかったことがあるか（既往歴）**」という質問に、**すぐに、できるだけ正確に答えられるようにしておく**ことです。どんな症状で病院に行っても、医師から必ず質問されることだからです。

「そんなこと簡単に説明できる！」

と思うかもしれませんが、突然尋ねられると思い出せないことは意外によくあります。

ご高齢の方に、「大きな病気はしたことがないよ」と言われてお腹を診察したら、手術の傷跡がある――といったこともよく経験します。


また、病名は覚えていても、それが「いつだったか」を突然聞かれると思い出せないこともあります。

「盲腸（正確には「急性虫垂炎」）の手術をしました」

と言われて、「何歳頃ですか？」と尋ねると、10年前だか、5年前だか、記憶があやふや、という方は多くいます。

特に手術を受けたことがある場合は、いつ、どういう病名でどんな手術を受けたのか、分かる範囲で説明できるようにしておくとよいでしょう。

こうした情報は、医師が患者さんに対して適切な治療を提案するうえで、とても大切です。突然聞かれると答えにくくても、あらかじめ準備していれば簡単に説明できるでしょう。

ご高齢の方は、自分で説明するのが難しいこともあるかもしれません。そのときは、付き添いのご家族が正確に説明できるようにメモなどを用意しておくとよいでしょう。

なお、これらの質問は、診察室で医師に直接聞かれる前に、問診票でも尋ねられます。問診票には、まず「どんな症状がいつからあるか」を書き、その後、これまでにかかったことのある病気、内服薬、アレルギー、家族（血縁者）が大きな病気にかかったことがあるか（家族歴）、妊娠の有無などを書くことが一般的です。

これらについてもスムーズに回答できるよう、あらかじめ情報を整理しておくと、病院に行ってからの精神的な負担が少なくて済みます。

どのくらい痛いときに病院に行くべき？

どこか痛いところがあり、病院に行くべきか、自宅で様子を見るべきか、悩んだ経験をお持ちの方は多いでしょう。

どのくらい痛いときに病院に行くべきなのでしょうか？

「痛み」というのは、きわめて主観的な感覚です。たとえば、まったく同じケガをしたとしても、患者さんによって、その痛みの感じ方は異なります。ベッドの上で悶えるほど痛がる人もいれば、じっと我慢できる人もいます。

ですから、私たち医師が、「こういう痛みなら受診しなくても大丈夫です」という明確な基準を設けるのは難しいものです。直接診察しない限り、病状について正確な判断はできません。

そこで、この「痛みについて語ることの限界」をよくご承知いただいたうえで、なるべく受診を検討した方がよいと「一般的に」考えられる2種類の痛みについてお話しすることにしましょう。

①突然痛みが発生した

この「突然」というのは、「テレビを見ている間」といった時間的な幅のあるものより、**「この番組のこのシーンを見ているとき」というところまで正確に言えるほどの「突然」**が、特に危険です。

クモ膜下出血が原因の頭痛や、大動脈解離（大動脈の壁が裂けてしまう病気）の胸痛・背部痛など、命に危険が及ぶような「痛み」には、突然起こるものが多くあるからです。このような痛みがあるときは、受診を検討すべきです。

②これまで経験したことのない痛みが発生した

この「経験したことのない」というのは、「経験したことのない強さ」と「経験したことのない種類」の両方を指します。**今まで経験したことがないくらい強い、人生最大の痛み**、という場合や、**経験したことがないタイプの痛み**、という場合は、受診を検討すべきでしょう。

一方、1、2週間前から、あるいは1、2カ月前から、同じ強さで同じ種類の痛みが慢性的に続いている、というケースでは、緊急で受診する必要はないと判断してよいでしょう。痛みが続いているなら、どこかのタイミングで病院に行って診察を受けるべきなのは間違いないのですが、夜間や休日などに救急車を呼んだり、救急外来に出向いたりする必要はない、ということです。

わざわざこう書いたのは、このような慢性的な症状で救急外来を受診する方が、実際にはかなり多いためです。平日の日中、病院が空いている時間帯には仕事が休めなかったり、家の用事が忙しかったりと、それぞれ理由があるわけですが、このような救急受診は、患者さんにとっては圧倒的に不利です。これについては第四章で詳しくお話しすることにしましょう。

クリニックと病院、どっちに行くのがいい?

クリニック(診療所・医院)とは、入院できない、あるいは、できてもベッド数が19床以下、という小規模の医療機関を指します。一方、病院とは、入院患者のためのベッド数が20床以上の、規模の大きな医療機関を指します。

では、クリニックと病院をどのように使い分ければいいのでしょうか。この質問の答えは、状況によって変わります。

まず、**初診時（初めて受診するとき）は、病院よりクリニックの方がよい**でしょう。

初診時に病院に行ってしまうと、患者さんにとって、

・待ち時間が非常に長くなる
・初診料が高くつく
・複数の科をハシゴして受診しなくてはならなくなることがある

などのデメリットがあります。

病院の外来は、たいてい予約患者さんで診察枠が一杯です。そして、原則的には、初診の患者さんより予約患者さんの診察が優先されます。

初診の方が来ると、まず看護師などの医療スタッフが問診をし、緊急性があるかないかを判断します。「予約の方を押しのけてでも早く診なくてはならない」と判断される場合を除いては、予約患者さんの診察の合間にたまたまできた空き時間に診るか、最後に診させていただくか、というパターンになります。

その結果、初診の患者さんに対しては大変申し訳ないのですが、合計2、3時間以上お待た

せするのも珍しくはありません。初診の場合、そもそも最初の受付の時点で様々な手続きに時間がかかりますし、そこに数時間の待ち時間が加わると、まさに「一日仕事」になってしまいます。

また、初診で大きな病院（主に200床以上）に行くと、「選定療養費」という追加料金を支払う必要があります。病院によっては、8000円~1万円と、かなり高い選定療養費が設定されているところもあります。選定療養費は、患者さんに、できるだけ近所のかかりつけ医を受診してもらうことを促すために設けられています。その点でも、最初にクリニックを受診する方がメリットは大きいのです。

初診でクリニックに行き、「クリニックではできない精密検査が必要」「入院が必要かもしれない」などと判断されると、大きな病院への紹介状を書いてもらえます。紹介状を持参して受診すれば、選定療養費を支払う必要はありません。

初診でクリニックに行った方がいい理由はまだあります。

病院では、診療科ごとに外来受付が分かれています。初診で病院に行くと、自分が何科を受診すればいいのか、患者さん本人には分からないことがよくあります。その場合は、初診受付で問診票を書いてもらい、医療事務員などが、該当すると思われる科にひとまず割り振るのが一般的です。

ところが、医療事務員は、患者さんを診察したうえで判断するわけではないので、科の選択が適切かどうかは、実際に医師が診察するまで分かりません。

たとえば、「胸が痛い」と言ってやってきた患者さんが、心臓を専門に診る循環器内科の受診を指示されたとします。診察の結果、痛みの原因は気胸（肺に小さな穴があく呼吸器の病気）だと分かりました。するとどうなるでしょう？　患者さんは今度は、呼吸器内科の受診を指示され、別の場所に移動することになります。循環器内科医に診てもらうまで、長い待ち時間に耐えたのに、今度は呼吸器内科の待合室でさらに待たなくてはなりません。患者さんから医師への症状の説明なども二度手間になります。

もし初診でクリニックに行っていればどうでしょうか？

クリニックの医師なら、痛みの起こり方や種類について患者さんから情報を引き出し、聴診器を胸に当て、「気胸の疑い」として、病院の呼吸器内科にストレートに紹介状を書いてくれるでしょう。本来受診する必要のなかった科を経由する手間がなくなりますし、経過や病状を紹介状に詳しく書いてくれますので、病院の医師も患者さんに会った瞬間からスムーズに診療を始めることができます。

さらに、当座の痛みを抑えてくれたり、病院を受診するまでにしておくことや、今後の治療の見通しについて説明してくれたりすることもあるでしょう。

この点でも、初診時はクリニックの方が患者さんにとって有利だと言えます。

では、「まったくの初めて」ではなく、「一度同じ症状や病気で医療機関にかかったことがある」というケースでの受診はどうでしょうか？

この場合は、クリニックか病院かにかかわらず、**以前かかったことのある医療機関に行くのが望ましい**、とお答えします。

過去にかかった病気や内服薬など、患者さんに関わる重要な情報は、すべてカルテに記録されているからです。一度受診したことのある患者さんについては、こうした情報が事前に得られることで、私たち医師も、初めて受診した患者さんよりはるかにスムーズに診療ができます。

たとえば、「以前Aという病院で手術を受け、通院していた経歴があり、そのときの病気に関連していると思われる症状で受診するケース」では、A病院の受診をおすすめします。「以前Bというクリニックに定期的に通い、薬をもらっていたが、そのときと似た症状で受診するケース」では、Bクリニックの受診をおすすめするでしょう。

病院に行くべきか、クリニックに行くべきかを迷ったときは、以上のことを参考にしていただければと思います。

診断書はどこでも書いてもらえるのか?

治療を受けるためでなく、「診断書を書いてもらうこと」だけを目的に受診する患者さんは多くいます。

最もよくあるのは、交通事故などで、ケガの状況や治るまでにかかる期間などを医師が明文化しなくてはならない、というケースです。その他に、職場から診断書の提出を求められている、というパターンもあります。

医師に診断書を書いてもらうときに、知っておいていただきたいことは3点あります。

①外来での診断書発行には時間がかかる

外来では、患者さんから診断書発行の希望があった場合、その患者さんの診察や検査が終わった後で、患者さんに待合室で待っていただいている間に医師が作成することになります。病院によっては、外来事務員が医師の横についていて、下書きを作ってくれるケースもありますが、原則、医師が自分で書きます。その場合、外来業務をいったん中断しなければなりません。

後に予約患者さんが多く続き、すでに長い待ち時間が発生しているような場合は、予約患者さんへの対応を済ませてから診断書作成に取りかかる、というケースもよくあります。診断書そのものは、Ａ４一枚で簡単に書けそうなものであっても、このような事情で**患者さんの手に渡るまでに時間がかかることがある**のです。

②診断書発行にはお金がかかる

診断書の発行には、**お金がかかります**。診断書の発行料金は健康保険の適用外で、価格は医療機関が自由に設定できます。２０００円～３０００円というケースが多いようですが、それなりに追加料金が必要となる、ということは覚えておくとよいと思います。

③病院によっては救急外来で診断書を発行できない

診断書を書いてもらうためだけに、夜間や休日などに救急外来に来る患者さんがいますが、**救急外来で診断書を発行できない病院もあります**。

のちほどあらためて取り上げますが、救急外来はあくまで応急処置の場であり、精密検査の場ではありません。そのケガや病気を専門とする医師が診察するとも限りません。たとえば肩のケガで病院に行っても、救急外来当番が整形外科医とは限らないわけです。そのため、「診断書発行をご希望でしたら、平日の昼間に専門科の外来を受診してください」と言われてしまう可能性があるのです。

わざわざ救急外来に来て、長い時間待って、ようやく会えた医師から「診断書は出せない」と言われて怒る人もいます。お怒りはもっともなのですが、診断書を目的とした受診であれば、事前に発行が可能かどうかを問い合わせておくのが無難でしょう。

ちなみに、保険会社などに提出が必要な、定まった書式の診断書の場合は仕組みが異なります。

基本的には、患者さんから医師に直接頼むのではなく、病院の専門の窓口（「文書窓口」などと呼ばれることが多い）に依頼します。ここから事務処理を経て、しばらくしてから医師のもとに依頼が上がってくる、という仕組みです。

医師は、日中の診療業務の合間や、一日の仕事が終わった後に、こうした書類を書きます。診断書の他にも、入院・外来患者さんからの書類が大量に届いており、書類仕事は私たち医師の時間外労働になります。手術や検査などで忙しい日は、どうしても後回しになって、数日間は手がつけられないこともあります。

私は、できるだけ、事務から依頼が上がってきたその日のうちに処理することにしていますが、状況によっては、週末などにまとまった時間ができるまで対応できないこともあります。

一方患者さんの方は、ともすれば自分でも書けそうなたった一枚の紙切れが、文書窓口に依頼してから自分の手元に届くまでに、なぜこんなに時間がかかるのかと疑問に思われるかもしれません。それがトラブルの原因になることもあります。

迅速に処理するために医師が努力すべきことは言うまでもないのですが、現場はこの種の仕事でかなり疲弊しているのも事実です。医師でなくてもできる仕事を、もう少し分業できるシステムの導入が必要なのですが、これについては本題からずれます。またの機会に書くことにしましょう。

何科に行ったらいいか分からない！　どうすればいい？

最近は、診療科が専門別に非常に細かく分かれています。そのため、患者さんから「各科の医師がどんな病気を診ているのかよく分からない」と言われることが増えました。

「整形外科と形成外科の違いが分からない」

「精神科と神経内科の違いが分からない」

そんな方も多いのではないでしょうか。実際には、これらはまったく違う領域です。

私の専門である消化器外科も、食道や胃、大腸など管状の臓器を専門にする「消化管外科」

と、肝臓や胆道、膵臓などの臓器を専門にする「肝胆膵外科」に分かれている病院があります。さらに肝移植を専門にする「移植外科」が設置されている病院もあり、「消化器外科」という名前の科がない病院も見られます。

過去にさかのぼれば、心臓や大血管を専門にする「心臓血管外科」や、肺や気管を専門にする「呼吸器外科」、乳房の病気を専門にする「乳腺外科」も、同じ一つの「外科」だった時代があります。それを思えば、「消化器外科」というだけでも、昔よりは細かい分類だと言えます。

ちなみに、現在もこの名残で、「日本外科学会」がカバーする領域には、消化器、心臓、呼吸器、乳腺が含まれています。「白い巨塔」や「ドクターX」のような古い医療体制を描いたドラマでは、これらの疾患をすべて手術することができる「なんでも外科医」が今でも登場しますね。

各科がどのような病気を診ているのかは、次ページの図表1のような分類が分かりやすいと思います（あくまで目安です）。

外科は手術を主な治療手段とする科、内科は手術以外を主な治療手段とする科です。

図表1を見て、あらためて最初の疑問に戻れば、

③内科しかない領域

内分泌内科	精神科
糖尿病内科	腫瘍内科
血液内科	総合診療科（総合内科）
リウマチ・膠原病内科	感染症科
緩和ケア科	

④外科・内科に分類できない領域

麻酔科・集中治療科	放射線科
病理診断科	救急部・初期診療

図表1　各診療科ではどんな病気を診ているのか？

①外科と内科が分かれている領域

	内科	外科
消化器	消化器内科	消化器外科
心臓・血管	循環器内科	心臓血管外科
脳神経	神経内科	脳神経外科
呼吸器	呼吸器内科	呼吸器外科
腎臓	腎臓内科	泌尿器科
皮膚・体表	皮膚科	形成外科
小児	小児科	小児外科

※医療機関によっては皮膚科で外科的治療を行うこともあります。

②外科と内科が分かれていない領域

	内科	外科
尿路・生殖器	泌尿器科	
筋・骨格	整形外科	
乳腺	乳腺外科	
耳鼻咽喉頭	耳鼻咽喉科・頭頸部外科	
目	眼科	
周産期及び子宮・卵巣・膣	産婦人科	
肛門	肛門科	

「神経内科は、脳神経を内科的に治療する、脳神経外科と対になった内科である」「形成外科は主に皮膚など体表面を担当する外科、整形外科は筋肉や骨を担当する外科である」

と分かるかと思います（2017年に日本神経学会は、標榜診療科名を「神経内科」から「脳神経内科」に変更することを決定しましたが、まだ「神経内科」を使う医療機関は多くあります）。

これだけ専門科が細かく分かれてしまうと、それぞれどんな病気を専門にしているのかが、患者さんにとって分かりにくいのは、ある意味当然です。そこで、病院では、受付で記入してもらった問診票を参考に、患者さんを適切な科に割り振っている、ということは前項でお話しした通りです。そして受診先の医師が自分の科で対応すべきかどうかを判断し、もし別の科での対応が必要だと分かれば、その時点で該当科に紹介、という流れになります。

また、前述した通り、まずはどんな病気でも診てくれる近所のクリニックを受診し、クリニックの医師に判断してもらう、という方法もあります。そう考えれば、患者さん自身は各科の医師の専門領域を詳しく知っている必要はない、とも言えるでしょう。

もちろん、自分が受診することになった科がどういう領域を専門としているのか、概略だけでも分かっておくと、その後の安心につながります。先ほどの図表1をご覧になって、大体のイメージをつかんでおいていただければと思います。

治療しても同じ症状が続くときは病院を替える方がいい？

外来でこんなケースをよく経験します。

ずいぶん前から同じ症状が続いている
←
Aというクリニックに行って薬をもらったが治らない
←
Aの治療に不信感を抱き、Bという病院に行って別の薬をもらったが治らない
←
「やっぱりB病院も信用できない」と考えてC病院に行く
←
C病院に勤務する私は、そこでその患者さんに初めて出会う
←
患者さんからたくさんの薬を渡され、「今までこれを飲んできましたが、まったく治りませ

ん」と言われる

←

この時点で患者さんは、それまでにかかったAクリニックやB病院に大いに不満を持っている

こうした受診の仕方は、実は患者さんにとって、とても不利益が大きいものです。

「どうしても担当医師と相性が合わない」「明らかにきっちり診察してくれていない」と思うケースを除けば、**「同じ症状が続いて困っているなら同じ医療機関に行く」**方が、原則的には、患者さんにとって有利です。

なぜなら、C病院で初めて患者さんに出会った私は、「Aクリニックを受診したときの病状がどうだったか」も、「B病院を受診したときの病状がどうだったか」も、直接知ることができないからです。

ここまで読んで、「自分の病状や治療の経過くらい、自力で医師に説明できる」と思った方が多いでしょう。しかし、「自分で正確に説明できるのは、自覚している異常だけ」です。自覚症状がない、医師が診察しないと分からない所見で、かつ数字や言葉ではっきり表すのが難

しい微妙な変化を、患者さんが自分で説明するのは困難です。

たとえば、肝硬変のせいで腹水が溜まった患者さんを、私が1週間に1回診察しているとします。腹水を減らす薬を処方しても、患者さんは「症状はまったく変わりません」と、不満そうです。しかし、患者さんのお腹を診察すると、1週間前に診察したときより明らかに張りが軽くなっている。聴診器を当てると、腸の動きも良くなっている。1カ月前と比べても、確実にお腹の張りが改善してきているのが分かる。患者さんは「変わりない」と言いますが、1カ月間毎週診ている私からは、「明らかに薬は効いているようだから、もう少しこの薬を続けてみましょう」という提案ができます。

逆に、患者さんが同じ症状でいろいろな医療機関に行き、最終的に私のもとにたどり着いたとしたらどうでしょう？

複数の医療機関を受診してきたこの期間に、どんなふうに病状が変化し、医師が行った治療に体がどのように反応したのかを、「医療の非専門家であるご本人が語る情報」からしか知ることができません。

患者さんご自身は、薬が効いていないと感じていても、自覚症状の変化が遅れているだけで、実際には改善の兆しがあるかもしれません。そして、この兆しを見落とさず、同じ治療を根気よく続けることがベストな選択かもしれません。このことに最も鋭敏に気づけるのは、最初から継続的に診療してきた医師です。

冒頭の例で、もしC病院で私が出した薬を飲んで症状が改善したら、患者さんは私を「名医だ」と尊敬するかもしれません。Aクリニックと B病院はもう二度と受診しないと決め、「やっぱりいい医師に出会えるまで病院を替え続ける方がいいのだ」という信念を強くするでしょう。

でも実際には、Aクリニックに通い続けていたら、もう少し早く症状が良くなったのかもしれません。あるいは、私が処方した薬を飲んだからではなく、時間の経過の中で自然に症状が改善したのかもしれません。

Aクリニックに通い続けていたら、医師がこれらのことを丁寧に解説してくれたかもしれません。

本当はどの薬が効いたのか？

実は薬が必要なかったのか？

自分の体に関するこうした貴重な情報が手に入るはずだったのに、患者さんはその機会を逃してしまったのかもしれないのです。

このように考えると、やはり「同じ症状が続いて困っているなら同じ医療機関に行く」というのが、医療との上手な付き合い方だと言えるでしょう。

なお、繰り返しますが、**「どうしても担当医師が信用できない」という場合は、話は別**です。こういうケースで、無理して同じ病院に通う必要はありません。こんなときにどう対処すればいいかについては、第二章でお話しします。

病院に行く前にネットで検索してもいい？

最近は、多くの方が、病院に行く前にインターネットで自分の症状や病気について検索します。しかし、インターネット上の医療情報は間違いだらけです。2019年7月に、日本医大を中心としたチームがインターネット上の医療系サイトを調査した結果、「診療ガイドライン」を根拠にしたものはたった1割程度、医学的根拠のないページは4割に上ったとする報告があったくらいです。「診療ガイドライン」とは、学会が中心となって多くの専門家が世界中の論文を参考に作り上げた、医学的に信頼性の高い治療方針のことです。

医療や健康に関する情報を、インターネットを使って検索する際に注意していただきたいことは、以下の3点です。

① Google や Yahoo! などで検索して上位に出てきた情報が信頼できるとは限らない

②出典・参考文献の記載があるかどうかを確認する
③学会や公的機関からの情報を優先的に参考にする

ここから41ページの12行目までは、①の理由について説明します。ややテクニカルな内容になるので、とばしてお読みいただいてもけっこうです。

検索エンジンは、ユーザーが入力したキーワードから検索意図を読み取り、それを独自のアルゴリズムで分析してコンテンツの序列を決定します。このアルゴリズムは公開されていませんが、順位を決定するための因子は200以上あるとされています。

しかし、検索エンジンはその情報が医学的に正しいかどうか、倫理的に妥当かどうかを判断することができません。実際、「入力したキーワードについて丁寧に説明され、分かりやすい文章が書かれているが、内容は医学的に不正確」という記事が上位に表示されることはよくあります。上位に表示されるからといって信頼性の高い情報とは限らない、ということです。

2016年頃に、一部の医療・健康情報キュレーションサイトが検索エンジンを攻略し、医学的に不正確なコンテンツを大量に上位表示させていたことが社会問題になりました。あるキュレーションサイトが「死にたい」というキーワードで検索するとトップに表示されるよう図っていた、というのも有名な話で、その倫理観の乏しさに多くの医療関係者があきれてしまいました。

現在は検索エンジンのアルゴリズムの改善により、当時よりは信頼性の高い情報が上位表示されやすくなってはいますが、まだ安全とは言いがたい状況です。

また、検索エンジンでは一般的に、こうしたアルゴリズムで表示される検索結果（「自然検索」や「オーガニック検索」と呼ばれる）の画面の上部に、広告が掲載されます。これを検索連動型広告（リスティング広告）と呼びます。

小さな文字で「広告」と書かれていますが、自然検索の結果と見分けがつきにくく、一見すると単に上位に表示されたコンテンツに思えます。これらは広告にすぎないため、医学的な正確性以前に、ユーザーの検索意図を満たすコンテンツであるとも限りません。

医療、健康に関わる情報が誤っていた場合、それは閲覧したユーザーの健康被害に結びつくリスクがあります。検索エンジンを利用するときは、このツールの特質を十分に知っておき、自らの身を守る必要があるのです。

では、インターネットで医療、健康に関わる情報を調べたい場合、どういうページを参照すればいいのでしょうか？　それが②です。

「何を参照して書いたのか分からないネット記事」は信用しないのが大前提です。以前に問題になったキュレーションサイトは、医学知識の乏しいライターに、膨大な数の記事の執筆を依頼していました。ライターたちには、どの情報を参照して医療記事を書くべきか、といったノウハウがありませんでした。そこで、ネット検索して出てきたブログ記事や、他のキュレーションサイトの記事を真似しながら書いていたのです。

私たちが医療に関する記事を執筆する際は、他の専門家のチェック（査読）を経た医学論文や、学会が発行しているガイドラインを参照・引用しなければならない、と考えています。こうした出典を示さないまま持論を展開しているような記事は、たとえ医師や薬剤師といった有資格者が書いたものでも、かなり慎重に扱った方がいいでしょう。

もちろん、医療は日進月歩で、あるときは正しいと考えられていたことが、数年後に間違っていたと分かるケースは多々あります。著者が独力で、自分の知識をいつも最新の状態に更新していくのは、実際にはなかなか困難です。

そこで、③の「**学会や公的機関からの情報を優先的に参考にする**」のがよい、ということになります。

学会や公的機関のサイトの情報は、複数の専門家によるチェックを経ているのが一般的です。また、書かれている内容に誤りがあれば、その機関の責任問題になるため、信頼できる最新の情報に常にアップデートされています。

たとえば、がんに関する情報は「国立がん研究センター」の「がん情報サービス」(https://ganjoho.jp/public/index.html)の信頼性が高い、と多くの医師が口を揃えて言います。

消化器に関する情報であれば、日本消化器病学会のホームページの「患者さんとご家族のためのガイド」(http://www.jsge.or.jp/guideline/disease/)があります。

インターネットで調べるのであれば、このような機関のサイトを利用するのが無難です。検索したいキーワードの後ろに「or. jp」をつけると、学会や公的機関のサイトが優先的に表示されるようになります。

このような学会や公的機関のサイトは、文字が読みにくかったり、スマホに対応していなかったり、イラストや写真が少なかったりと、企業がお金をかけて作っているものに比べると見劣りするかもしれません。しかし、医療や健康情報については、デザインよりも内容優先の姿勢が、命を守ることにつながります。

手前味噌で恐縮ですが、私が実名で運営している医療情報サイト「外科医の視点」(https://keiyouwhite.com)も、ぜひ参照してみてください。内容の正確さ・新しさだけでなく、「いかに読みやすいコンテンツを作るか」にも力を注いでいるので、きっとお役に立てると思います。また、多くの医師にも協力してもらい、各科別に分けて、一般の方が参照するのに便利な学会や公的機関のページへのリンク集をサイト内に設けています。こちらも、ぜひ参考にしていただければと思います。

ただし、**本当に困ったときは「ググる前に病院へ」**です。インターネット上にあふれた情報に溺れ、かえって混乱し、不安を募らせるくらいなら、直接医師に相談しましょう。結果的には、解決までの時間は短く済みます。

病気で困ったらまずは友達に相談するのがいい？

何か病気や症状で困ったら、同じような体験をした友達の意見を聞いてみたい、と思う方は多いのではないでしょうか？　たしかに、どんな種類の悩みごとでも、「自分より先に経験した人」から話を聞くことで、心理的ストレスは軽くなるものです。

ただし、医療について友達に相談するなら、必ず注意すべきことが2点あります。

一つ目は、「その友達が本当に自分と同じ病状かどうか」を医師でない一般の人が判断するのはとても難しい、という点です。

そこには、患者さん自身が自分の病状について十分に理解しているつもりでも、それを正確に他人に伝えるのは難しい、かつ、聞く側がそれを正しく理解するのも難しい、という二重の壁があります。

たとえば、同じ「胃がん」という病名であっても、がんの部位、組織型（顕微鏡で見て分かるがんのタイプ）、深達度（がんがどのくらい深く潜り込んでいるか）、リンパ節への転移の有無と個数、遠隔転移（胃以外の臓器への転移）の有無や部位が異なれば、対処法はまったく違ってきます。

仮にこれらの条件がまったく同じ人がいたとしても、年齢、性別、それまでにかかった病気、家族の病歴、内服中の薬、アレルギーなど、病気の背景にあるあらゆる条件によって、表れる症状や必要な検査、治療法は異なります。

私たちは、これらの患者さんの情報を過不足なく、スムーズに他の医師に伝えるトレーニングを長年受けています。受け手の側も、この情報を正しく理解し、患者像を正確に作り上げることができます。

それが仕事なのですから、当然のことですね。

一方、患者さん同士が自分たちの病状について会話するときに、こうした正確な情報伝達を期待するのは難しいでしょう。すると、本当はまったく違う病状なのに、相手に自分を重ね合わせて誤解したり、かえって不安になったりしてしまうかもしれません。

実際、外来に「同じ病気のAさんはBという治療をしているのに、なぜ私はしてもらえないのか?」と、不安と不信に満ちた表情でやってくる患者さんはとても多くいます。

逆に、同じ病気でも自分より軽い病状の人の体験談に自分を重ね合わせて、受診が遅れる、治療が滞る、といった事態も避けなければなりません。

人には「信じたいものを信じる」という傾向があります。自分では偏りなく情報収集しているつもりでも、無意識のうちに、自分にとって安心材料になる情報だけを取捨選択してしまう危険性があるのです。

やはり、**迷ったときは、友達より先に医師の意見を求めてほしい**と思います。

注意点の二つ目は、友達の体験が「その病気、病状の一般的なサンプル」とは限らない、という点です。たとえば、こんなケースを考えてみてください。

胃がんと診断されたAさんは、Xという抗がん剤を使用する予定になっている。

友達のBさんも胃がんでXという抗がん剤を使ったことがあるそうなので、Bさんに副作用の体験について聞いてみた。

するとBさんは、「吐き気が強すぎて仕事があまりできなかった」と残念そうに話してくれた。

このとき、Aさんはきっと、「自分も同じように吐き気で辛い思いをするのだろう」と考えるでしょう。「だったら、私はXという抗がん剤治療を受けたくない。別の薬を使ってくれる病院に行こう」と思ってしまうかもしれません。

身近な人の体験談は、患者さんにとても大きな影響を与えます。

実際には、「Xという抗がん剤を使うときは、きっちり吐き気止めを併用すれば、10人に1人も吐き気で苦しむことはない」というデータがあるかもしれません。Bさんは残念ながら、発生確率の低い一例だったのかもしれません。

私たちが拠りどころにすべきなのは、「たった一人の体験談」ではなく、「統計学的なデータに裏付けられた知識」です。そしてそれに明るいのは、その病気の専門家である医師なのです。

もちろん、体験談を参考にするなと言っているわけではありません。身体的・心理的ストレスが大きいことが予想される治療が目の前に控えているとき、同じ体験をしたことのある人からの言葉は、間違いなく心の支えになります。

患者数の少ない難病の方が、同じ病気の方々と励まし合ったり情報交換をしたりすることで、治療に意欲的になれることもあります。こうした患者さん同士の支え合いの意義は、とても大きいものです。

だからこそ、友達の体験談から得た情報を「上手に扱う方法」を知っていてほしい、というのが私の考えです。

受けたい検査があるときはどうすればいい？

「頭が痛いからCT検査をしてほしい」

「体調が悪いから血液検査をしてほしい」

こうした動機で外来にやってくる患者さんは多くいます。

「症状があるから診てほしい」ではなく、「○○という検査をしてほしい」と希望されるのです。お気持ちはとてもよく分かりますが、知っておいていただきたいことが三つあります。

①「検査が必要かどうか」の判断は医師に任せた方がよい

まず、「検査が必要かどうか」「もし必要ならどんな検査を行うか」は、**専門家でないと正しく判断できません。**

検査は無害ではありません。副作用や合併症リスクを伴うものも多くあります。リスクよりメリットの方が大きくなければ、その検査を受ける意義はありません。リスクの方が大きい場合に、医師がその検査を患者さんにすすめることはありません。

　また、検査の前に、医師は患者さんに「診察」を行います。身体診察からは、時に、検査より重要な情報を得ることができます。

「どんな検査をしても目立った異常は現れないが、身体診察によって初めて異常が分かる」というタイプの病気は多くあります。特に、神経疾患や膠原病などに代表される内科系の病気については、多くの医師が、身体診察こそ重要という感覚を持っています。検査に頼っても何も解決しない病気がたくさんあるということです。

　検査を希望して病院にやってきた方は、検査なしで診療が終わると、「何もしてもらえなかった」と思いがちです。しかし、そのような場合でも、医師の「身体診察」は、必ず行われているはずです。「身体診察」は、時に検査以上に重要な診療行為の一つであることを、ぜひご理解いただきたいと思います。

　もちろん、「検査してもらわないと安心できない」と患者さんが思うケースの中には、医師が「なぜ検査が必要ないのか」を十分に説明していないケースもあるでしょう。「忙しいから手抜きされたのではないか」と思うのも無理はありません。医師の側も、こうした患者さんの不安に心を配り、検査が必要ない理由をきちんと説明しなければならないと思います。

②検査をしても分からないことはたくさんある

患者さんの中には、検査は万能だと信じている人がいます。たとえば、血液検査の結果が「異常なし」であれば、体は健康そのもの、何の病気もない、と判断してしまうのです。

血液検査で分からない病気はたくさんあります。たとえば、多くのがんは血液検査では診断できません。胃がんが疑われる患者さんには胃カメラなどを行う必要がありますし、大腸がんが疑われれば大腸カメラを、肺がんが疑われれば胸部X線検査や胸部CT検査などを行うのが一般的です。病気によって、診断のために必要な検査は異なるからです（血液検査で分かる「腫瘍マーカー」も、がんの診断にあまり使えませんが、これについては第三章で紹介します）。

一つの検査であらゆる病気が分かる、というような便利な検査はありません。医師が診察し、そのうえで必要だと思った検査を受けてもらい、その検査で知ることができる情報を患者さんに伝える、というのが基本です。一つの検査で分かることは限られているということを、知っておいていただきたいと思います。

「そんないい加減なことでは困る。すべてきちんと検査して体に異常がないかどうかを調べてほしい」と思った方もいるでしょう。病状から見て必要と考えられない検査には、保険が利きません。保険外診療、すなわち、人間ドックのような、任意の検診になります。こうした検査は、一般的な外来では行いません。

そもそも人間ドックのように、症状がない部分もすべて検査すべきなのか、という疑問については、第三章で紹介します。

③検査には「偽陰性《ぎいんせい》」「偽陽性《ぎようせい》」という限界がある

「インフルエンザ迅速検査」をご存じでしょうか？　鼻の奥に細い綿棒をさし込む、あの検査です。

多くの人はこの検査を、「インフルエンザか、インフルエンザでないか」を調べる検査だと思っています。そして予想している答えは、「あなたはインフルエンザです」か「あなたはインフルエンザではありません」のどちらかです。

もう少し正確に言うと、

「検査の結果が陽性ならインフルエンザ」

「検査の結果が陰性ならインフルエンザではない」

と思っているということです。

実はこれは大きな間違いなのです。

以下は、症状が出てからの時間と、インフルエンザ迅速検査の感度を表したものです。[*1]

・数時間 ――感度61％（特異度96％）
・1日 ――感度61％（特異度99％）
・2日 ――感度92％（特異度97％）
・3日 ――感度50％（特異度100％）
・4～12日――感度38％（特異度100％）

「感度」とは、「もし実際にインフルエンザにかかった人を集めて検査したら、何％の人が陽性になるか」を示す数字です（特異度とは「インフルエンザではない人の何％が陰性になるか」ですが、ここでは説明を省略します）。

つまり、症状が出てから1日以内だと、たとえインフルエンザだったとしても61％の人しか陽性にならない（＝39％は陰性になる）ということです。実際はインフルエンザなのに検査では陰性になってしまう。「偽《にせ》の陰性」ということで、このことを「**偽陰性**」と呼びます。

最も感度の高い2日目であっても、8％の人は偽陰性です。インフルエンザにかかった人を100人集め、ベストなタイミングで検査しても、8人は陰性になる、というわけです。

たとえ検査が陰性であっても、患者さんの周囲でインフルエンザが流行っていて、経過や症状、診察した所見からインフルエンザが強く疑われるのであれば、私たちはインフルエンザだと診断し、患者さんにもそう伝えます。

つまり、検査の結果は判断基準の一つにすぎない、ということです。あくまで、病歴や身体診察から得られる情報と合わせて総合的に判断し、治療方針を決める必要があるのです。

もちろん逆のケースもあります。

「実際にはインフルエンザではないのに陽性の判定が出てしまう」

これは「**偽陽性**」です。

他のどんな検査でも、まったく同じことが言えます。感度が90％を超えるインフルエンザ迅速検査など、かなり優秀な部類に入ります。

理想を言えば、「検査の結果が陽性なら全員に病気があり、検査の結果が陰性なら全員が病気ではない」と言える検査が欲しいところです。しかし、人体と病気のメカニズムはあまりにも複雑です。たった一つでこういう判断が可能となる検査がないのは、ある意味当然であり、そこに検査の限界があるのです。

病院に行くときは普段の格好でいい?

この章の最後に、みなさんがあまり意識していないけれど、実はとても大事なことについてお話ししたいと思います。それは病院に行くときの服装です。

みなさんは、病院に行くとき、どんな格好をしていますか?

医師の立場からすると、患者さんが**受診の際にどんな服を着ているかは、診察の質を左右する重要な問題**です。患者さんの服装によっては、私たちが診察に大変苦労することもあるからです。

では、私たち医師が「苦手」な患者さんの格好とはどんなものでしょうか?

結論から言えば、「症状がある部分(患部)を露出するのが難しい格好」です。「そんなの当たり前だ」と思うでしょうか?

私は消化器が専門なので、外来には腹痛の患者さんがたくさん来ます。もし患者さんがワンピースを着ていると、診察はかなり大変です。

腹部の診察は、お腹に直接手を触れなくては正確にできません。でもワンピースの構造を想像してみてください。お腹に直接手を触れるのは、かなり大変であることがお分かりいただけると思います。診察のためとはいえ、医師にスカートをおへその上まですべてめくりあげられるのは、患者さんにとってはかなり抵抗があるはずです。

そこで、患者さんと相談したうえで、やむを得ずワンピースの上から診察させていただくのが一般的です。服を隔てての診察では、正確な情報を得ることは難しくなってしまいます。この点で、患者さんにとって「ワンピースで来院することは不利だ」と言わざるを得ません。

ワンピースの患者さんには、胸に聴診器を当てるのも大変です。上からも下からも手が入らないからです。ワンピースを脱いでしまうのも、スカートをめくりあげて、そこから手を入れられて胸に聴診器を当ててもらうのも、患者さんにとっては相当抵抗があるでしょう。

聴診器は、服を隔てると音がうまく聴こえにくくなります。私たちが使う内科の教科書には、「下着の上から聴診してはいけない」と書いてあるものもあります。ワンピースの患者さんを前に私たちは、本当は直接聴診器を当てたいのに、どうしてもそれがしづらい、と悩むのです。

他にも様々な例があります。

膝に症状がある方がストッキングをはいていたらどうでしょう？ ストッキングを脱いでもらうのに時間がかかり、診察時間が長引いてしまううえに、ご本人も大変です。

「血便が出ている」と言って受診された方が、太ももまであるきついガードルをはいていたことがあります。血便が出ているなら、痔などの病気がないかどうかを調べるため、肛門の診察が必要です。ガードルを脱ぐのに時間がかかり、患者さんも脱ぎ着が大変でした。

男性の場合も、タイトなスーツやシャツ、ネクタイなどを着用していると、診察するのにかなり時間がかかります。ジャケットを脱ぎ、ネクタイを外し、シャツを脱いで、ようやく診察ができるようになります。特に冬は、こうした着衣の脱ぎ着が、待ち時間の延長につながることがよくあります。

「**症状がある部分を医師が診察しやすい格好で病院に行く**」というのは、一見当たり前のことに思えます。しかし、誰もが病院に行くためだけの理由で家を出るわけではないので、意識していないと、ここでお話ししたようなことがよく起こるのです。

「良い診察」を受けられるよう、服装には十分注意しなければなりません。

診察時、女性はブラを外さないとダメ？

前項で、受診時の服装によっては聴診器を当てるのに四苦八苦する、という話をしました。では、ブラジャーはどうすればよいでしょうか？

聴診されるときは取った方がよいのでしょうか？

その疑問を解決するには、「医師が聴診器を胸のどの部分に当てるのか」を知っておく必要

図表2　聴診器を当てる場所

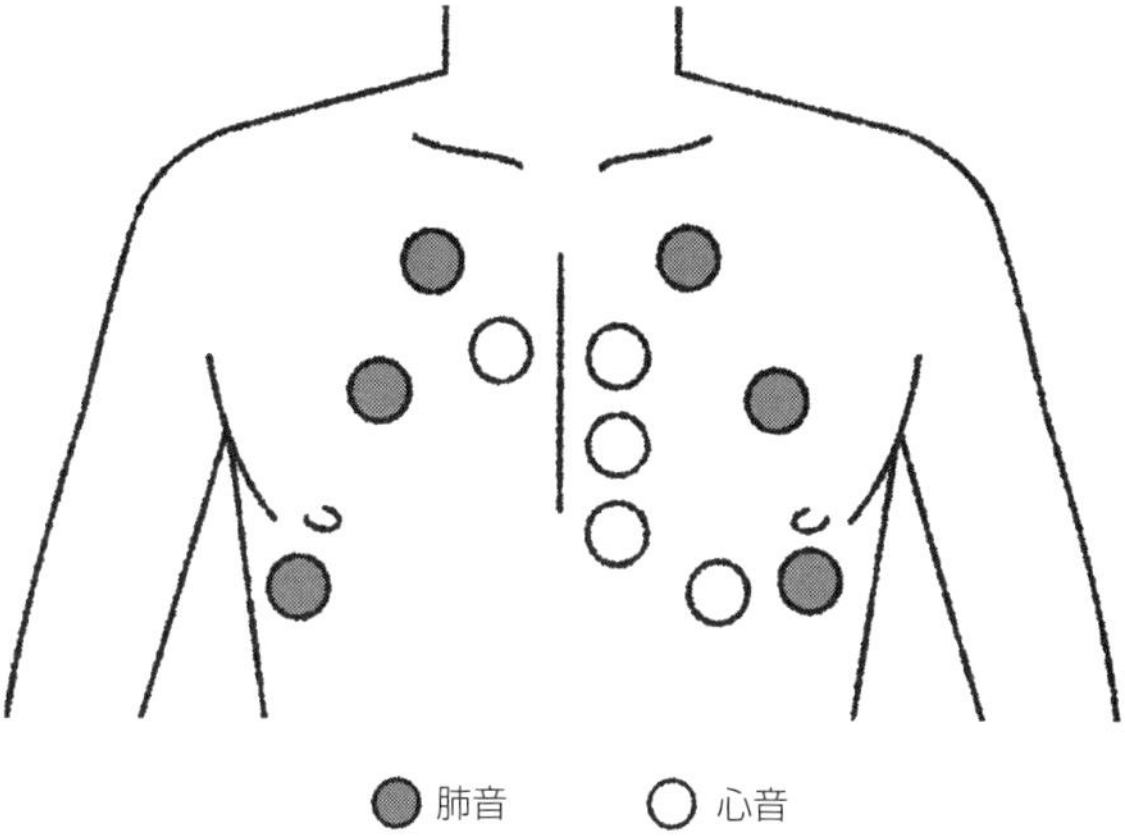

があります。

　まず、私たちが胸に聴診器を当てて聴いているのは、主に肺の音（肺音）と心臓の音（心音）です（ちなみに、私たち消化器系の医師は、腸のぜん動音を聴くためにお腹に聴診器を当てることもあります）。肺音を聴いて、肺炎や喘《ぜん》息《そく》など呼吸器の異常がないかどうかを確認したり、心音を聴いて心臓に異常がないかどうかを確認したりします。

　聴診器を当てる場所を簡単に描くと、図表2のようになります。

●が肺音、○が心音を聴く場所です。肺音は、このちょうど裏側（背中側）でも聴きます。

　図表2から分かるように、聴診する場所はブラジャーと重なる部分が多いのですが、ブラジャーの上からでは音はほとんど聴き取れません。

特に心音（〇）は重なる部分が多く、ブラジャーを外して直接聴診器を当てない限り、診察の質が落ちてしまいます。やはり上半身は服を全部脱いでもらって（あるいは胸をすべて開いて）診察する、というのが正しい方法です。

とはいえ、女性の方が診察室に入ったとき、突然男性医師から、

「ブラジャーを取って上半身裸になってください」

と言われたらどうでしょう？

「はい分かりました」

とあっさり裸になれる人の方が少ないのではないでしょうか？

私たちにはまったくそのつもりがなくても、患者さんによっては「セクハラ」だと捉える可能性もあります。実際、女性にブラジャーを外させて聴診した医師が、セクハラだと訴えられた事例もあるようです。

医学的に正しいことであっても、患者さんにとって大きな精神的負担となる行為を楽々と行える医師がいるなら、それもまた大きな問題です。医学的な正しさと、患者さんの心理面への配慮とのバランスを考える必要があります。

あらゆる患者さんに上衣をすべて脱いでもらってじっくり聴診していたら、一人あたりに時間がかかりすぎて外来が回らない、という現実的な問題もあります。

そこで実際には、「下着を脱いでもらって念入りに聴診する必要があるかどうかを、他の診察によって知る」という方法を取るのが一般的です。

一例を挙げてみましょう。

たとえば外来に、

「昨日から微熱がある、のどが痛い、咳と鼻水が出ている、風邪のような症状だ」

という方が来たとします。顔色は良く、食欲もあり、水分も十分摂れているし、ご本人も「いつもの風邪と同じ症状だ」と言っている。診察すると、やはり風邪（上気道炎）が疑わしい。

こういう軽症のケースに対して、上半身を裸にして念入りに聴診するのはさすがに過剰です。100点満点の聴診でなくても、「明らかに大きな問題があるかどうかだけを確認できればよい」というスタンスで聴診ができます。一般的な内科の外来や救急外来なら、こういう患者さんが大半を占めます。

別の例も挙げてみます。

「今朝から激しい動悸が続いている。こんなことは初めてだ」という方が来たらどうでしょう。心臓に異常がないかどうか、聴診器を慎重に当て、じっくり聴診した方がよさそうです。こういうケースでは、患者さんにその必要性を説明し、下着を脱いでいただくことになるでしょう。

一方、患者さん側としては、羞恥心や社会的な制限（セクハラと判断されるリスクを医師が恐れていること）のせいで、100点満点の聴診が受けられないようでは困るはずです。医師が聴診しやすい服装を知っておき、病院に行く前に意識的に準備をした方がよいということです。

私がおすすめするのは、学校や職場での健康診断のときのように、**ゆったりしたTシャツやインナーを着ていくこと**です。下から手が簡単に入るなら、完全にめくりあげて胸をオープンにする必要はありません。

ブラジャーはきつすぎないものを着用し、求められたら少しずらすことのできるものがよいでしょう。あまりタイトすぎないスポーツブラのような下着だと、ずらしやすく、少しだけめくりあげて診察するなどの配慮もできます。

一方、ブラトップ（カップ付きインナー・キャミソール）は、下から手を入れるのがかなり大変です。比較的タイトなものが多く、乳房の下端くらいまでしか手が入らないため、十分な聴診ができません。やむを得ずブラトップの上から聴診するか、ブラトップを脱いでもらうか、のどちらかを選ばなくてはならなくなります。ブラトップは1枚脱げばもう裸ですから、心理的な抵抗はかなり大きいはずです。

前述の通り、中にはじっくり聴診しなければならない病状の患者さんもいます。その場合、私は女性の看護師に同席してもらい、できるだけ脱衣を手伝ってもらうようにします。なるべく患者さんの心理的な負担にならないような方法を考えるのも、医療者の仕事です。

また、下着まで取ってもらって聴診する前には、その方法や意図、必要性について医師は患者さんにきっちり説明すべきでしょう。

「はい、服を脱いでください」

と言うだけでは患者さんに不快感を与え、それが医師への不信感につながるリスクもあるからです。

第二章　医師との関係に悩んだら

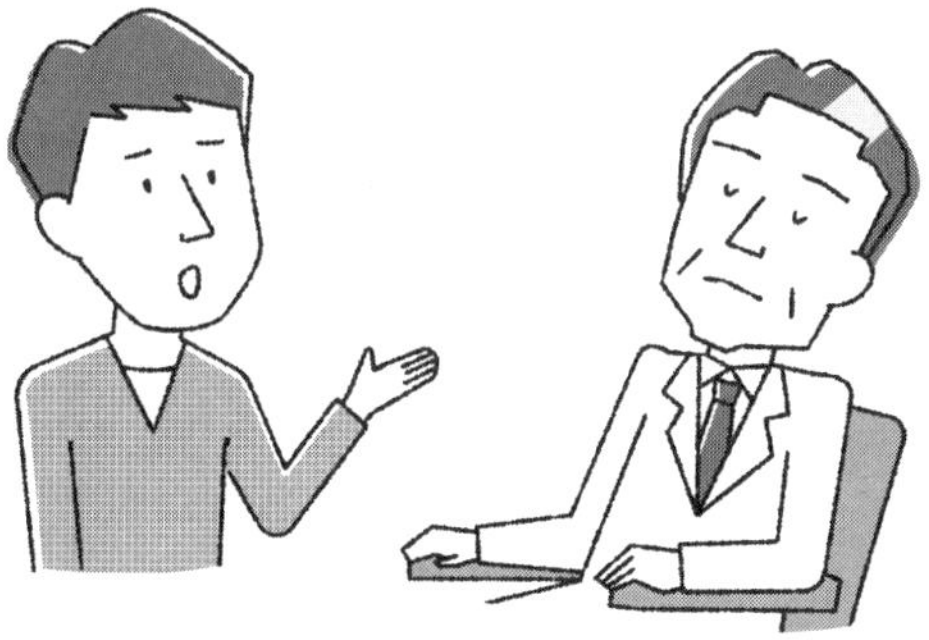

症状の原因を突き止められない医師はヤブ？

何か辛い症状があって病院に行くとき、多くの患者さんはきっとこう考えているはずです。「医師に症状の原因を明らかにしてもらい、きっちり病名をつけてもらったうえで、その病気に見合う治療法を選び、それによって困った症状から解放してほしい」

そんな患者さんが、医師から「原因ははっきり分かりません」とだけ言われるとどう思うでしょう？　「腕のいい医師なら原因を明らかにしてくれたかもしれないのに」と思い、目の前の医師の腕を疑ってしまうかもしれません。

一方私たちは、ある症状で外来に来られた患者さんに検査をしても、その症状の原因が医学的にははっきりしない、というケースをよく経験します。「病名をつけられない状態」にもよく出会います。むしろ、**症状の原因やメカニズムが完全に明らかになることの方が少ない**、とも考えています。こういう「はっきりした答えの得られない問題」は、医療現場においては日常茶飯事で、私たち医師はこの現象に疑問を抱いてはいません。

なぜなら、医学とは、人体とは、「そういうもの」だからです。

原因がはっきりしないので明確な病名をつけるわけにもいかないが、明らかに患者さんはその症状で困っている――。

そんな状況で、いかに患者さんにとって有益な治療方針を提案できるか、というところでも、私たち医師の腕は試されます。

こういうケースでは、私たちは、

「原因ははっきりしませんが、診察、検査の結果、現時点ではこれ以上の精密検査や特別な治療の必要はない状態と判断します」

と説明します。

そして、痛み止めなど症状を和らげる治療を提案したうえで、もし症状に変化があれば、その時点で再度受診していただくようお伝えします。一定の期間をおいてから診察、検査すると、最初は分からなかったような、診断につながる新たな情報が得られる可能性があるからです。

相手が機械なら、故障している部品を明らかにし、それを取り替えることで問題は解決するでしょう。しかし、人間の体は機械のように単純ではありません。

人体を相手にする私たちには、

・上手に経過観察すること
・症状とうまく付き合えるような手段を提供すること
・何か病状に変化があったときは、その時点で再考し、適切な手を打つことが求められるのです。

この点で、医師と患者さんの考えにずれが生じ、トラブルにつながることはよくあります。患者さんには、医学のこうした特殊性をご理解いただく必要がありますし、医師もまた、患者さんがどんな気持ちで病院に来ていて、症状をどう捉えているのかを、十分に理解したうえで対応する必要があるでしょう。

「原因が分からないなんて当たり前」という姿勢では、患者さんから信頼を勝ち取ることはできないはずです。

医師は知っている人にしか紹介状を書かない?

医師に紹介状を書いてもらった経験がある方は多いと思います。しかし、紹介状が入った封筒は改ざん防止のために開封できないようになっているのが一般的で、どんなことが書かれているか、詳細はご本人に分かりません。そのせいか紹介状については誤解が多く、

「知り合いの医師にしか書かないものなのですか?」

「出身の大学以外の大学病院には書きにくいものですか?」

といった質問を受けることがよくあります。

実は、相手の顔を見たこともない、それまで名前も知らなかった医師に紹介状を書くことは

よくあります。大学病院に紹介しようと思ったときに、自分の出身大学かどうかで決めることも普通はありません。

では、紹介先は一体どのように選ぶのでしょうか？

そもそも紹介状とはどういう目的で書くものなのでしょうか？

まず、紹介状に書く内容は以下の通りです。

・基本情報

患者さんの氏名・年齢・性別

・既往歴

これまでにかかった病気や治療中の病気（必要ならアレルギー等の情報も）

・使用中の薬

・診療経過と考察

患者さんがどのような症状で来院し、どんな検査を受け、それに対してどう診断し、どんな治療をしたかを詳しく説明。また、これに対して診療した医師がどう考えているか（どういう病気を想定しているか、治療に対してどんな反応があったか、など）も記載。

・紹介理由

「なぜあなたを紹介先に選んだか」を記載。

紹介される相手の医師は、原則その患者さんを診たことがない人です。一方、紹介元の医師は、患者さんと直接会って話し、体に触れて診察し、検査をして治療を行い、その反応を知っています。ここに大きな「情報量の格差」があります。

紹介状の最大の目的は、この「情報量の格差を埋めること」にあるのです。

「紹介状」という響きから、医師同士が、

「いつもお世話になっております」

「お手数ですが宜しくお願いします」

などとお互いを持ち上げて挨拶を交わしている、と思われているかもしれませんが、そんな「ご挨拶」は瑣末なことです。

「直接診察したことのない相手にいかにうまく情報を申し送るか？」

これが紹介状の最大のポイントです。

よって、紹介状は正式には「診療情報提供書」と呼ばれています。外来で紹介状を依頼すると待ち時間が長くなった、という経験をお持ちの方は多いと思いますが、その間、医師はパソコンに向かって患者さんに関わる情報を必死で要約して文章化しているのです。

紹介状には、患者さんからの希望によるものと、医師が必要だと判断するものの2種類があります。

患者さんからの希望で作成するケースでは、

「別の医師にかかりたい」

「転居したので病院を変わりたい」

などの理由が挙げられます。

一方、医師が必要だと判断する場合、その理由は様々ですが、大きく以下の二つのパターンに分けられます。具体例とともに説明してみましょう。

①自分の病院ではできない検査や治療（手術など）を受けるべきだと判断した場合

例として以下のようなケースが挙げられます。

「肺炎が疑われて入院していたが、入院中の精密検査の結果、特殊な感染症であることが分かり、専門的な治療ができる病院に紹介」

「腹痛で救急外来を受診し、検査の結果、胆のう炎で手術が必要であることが分かったが、すでに他の手術で枠が埋まっており、自分の病院では手術ができないため他の病院に紹介」

「腕を打撲し、救急外来のX線検査で骨折が発覚したが、自分の病院には整形外科がないため、治療可能な他の病院に紹介」

これらのケースでは、「病院間でカルテを共有した方が手っ取り早いのではないか？」と思った方がいるかもしれません。残念ながら、電子カルテの仕様が病院によって違うため、カルテを異なる医療機関同士で共有することは現在できません。

ただし、紹介状に関して言えば、カルテをそのまま閲覧してもらうより、医師が必要な情報をピックアップして相手に伝える方が、圧倒的に効率は良いでしょう。どんな業界でも、仕事の引き継ぎの際には、直接関わった担当者が要約した資料を作成して手渡す方が効率的ではないかと思います。

②治療中に、自分の専門外の領域の病気が関連している可能性が浮上し、その領域の専門家による診療が必要と判断した場合

例として以下のようなケースが挙げられます。

「腹痛で消化器内科を受診した患者さんが、卵巣の疾患を疑われて産婦人科に紹介」

「大腸がんの抗がん剤治療中に副作用で皮膚に炎症を起こしたため、皮膚科に紹介」

このような場合には、「紹介後は自分のもとに戻ってくることを想定していないケース」と

「紹介後も引き続き自分が診療を続けるケース」の2パターンがあります。前者の目的は「申し送り」や「引き継ぎ」ですが、後者は「他の専門家に治療に参加してもらう」ということになります。後者の例が、②の中の抗がん剤治療中の皮膚科受診のケースです。このパターンを「併診《へいしん》」と呼び、同じ病院内の医師に紹介状を書くこともよくあります。

いずれにしても、紹介状の目的は情報提供です。

私たちは紹介先を、

「紹介先の医師の専門領域」

「患者さんの自宅からのアクセス」

の2点について考えながら、患者さんと相談して決めます。

まずは、患者さんの病気を診療できる専門領域を持つ医師や病院を探します。特定の病気を専門にする医師をピンポイントで選ぶこともあれば、その病気の診療を専門的に行っている病院を選ぶ、ということもあります。

長い期間にわたって通院が必要な場合、自宅から数時間かかるような遠方の病院を紹介するのは、患者さんに対して不親切です。よほど特別な理由がない限り、「患者さんがアクセスしやすいかどうか」も同時に考えて紹介先を選択します。

一方、冒頭でも書いたように、「自分と知り合いかどうか」や「自分の出身大学と関連しているかどうか」は大きな選択基準にはなりません。むしろ、「知り合い」や「出身大学」まで選択範囲を狭めると、探すのにかえって苦労します。

ただ、多くの勤務医は、大学の関連病院を転々としながら働いており、必然的に関連病院の情報に詳しくなります。どんな医師がいるか、どんな治療が行われているか、といったことに関して詳しい知識を持っているため、選択肢として挙げやすい、ということはありえます。

なお、紹介状に書かれた宛先と違う病院に行ってもかまいません。紹介状の目的は情報提供ですので、宛先と異なる病院に持っていっても、相手にきちんと情報が伝われば問題はありません。

しかし、前述の通り医師はきっちり根拠を持って紹介先を選んでいます。自己判断で別の病院に行くと、結局適切な医療が受けられず、再び別の病院に紹介される可能性があります。

紹介状の作成には費用と時間がかかりますので、宛先は紹介元の医師としっかり話し合って決めることをおすすめします（他院宛に紹介状を書いてもらうと料金が発生します。一般的には、3割負担で750円ですが、値段はケースに応じて異なることもあります）。

医師を替えてほしい！　正直に言っていい？

病院に通っていて、担当の医師との人間関係に悩んだ経験をお持ちの方も多いのではないでしょうか？

医師と患者さんは人間同士。どうしても相性が合わない、ということがあっても不思議ではありません。ただ、患者さんにとって医師は家族でも友達でもありません。医師との心の通い合いを求めすぎるのも得策ではないでしょう。むしろ、ある程度の距離感を持ち、ドライな関係を築く方が、かえって治療がうまくいくことも多いと思います。

中には口下手な医師や、寡黙な性格の医師もいるかもしれません。あまり自分の意図が伝わっていないと思うようなケースでは、まず積極的に担当の医師とコミュニケーションを取ろうとしてほしいと思います。一見堅物そうでも、患者さんからの質問には進んで親切に答える、という医師もいるからです。

では、医師を替えるべきだ、と言えるのは、どういうときでしょうか？

それは、**相性が合わないと感じる医師との関係を我慢して続けることで、治療に対して意欲を持ち続けるのが難しくなっている場合**です。

患者さんの病気を治療するのは医師の仕事ですが、病気を治すには患者さん自身の意欲が最も大切です。必要な薬を飲み、定められたペースで通院し、食事や運動など、日頃の生活習慣を病状に合わせてコントロールするのは患者さんの「仕事」だ、とも言えます。担当の医師との相性が悪ければ、こうした意欲も失われ、結果として治療効果にも悪い影響を及ぼします。

とはいえ、医師に直接面と向かって「担当を変更してほしい」と伝えるのは抵抗がある、という方は多いでしょう。こういうときは、**まず外来看護師に相談してみる**のがいいでしょう。

実際私たち医師は、外来での患者さんとの会話の中で出てこなかったような訴えを、看護師を通して後で聞くことがよくあります。医師に直接遠慮なく何でも話せる患者さんは多くはありません。看護師は、こういうときの強い味方です。看護師に本音を伝え、対策を練ってもらうことが問題解決につながるかもしれません。

たとえば、通院する曜日を替えてもらったり、時間帯を替えてもらったりすることで、他の医師の診察を受けられるよう手配してくれるかもしれません。

また、別の病院への紹介を希望する、という方法もあります。医師との相性にとどまらず、病院全体への不信感がある、というケースでは、この方法を取らざるを得ないでしょう。

もちろん、第一章で書いたように、通院先を替えることには、「患者さんの病状の変化を一人の医師が観察し続けることができない」という問題があります。ですので、通院先を替えざるを得ない場合は、必ず紹介状を書いてもらうようにしましょう。紹介状の目的は、前項で書いた通りです。

紹介状は、他の病院で患者さんを初めて診る医師が、患者さんに対して行うべき医療行為を選択する際に参照する、貴重な情報源です。紹介状には、患者さんに行った検査とその結果をプリントアウトし、添付するのが一般的です。また、X線やCTなどの画像検査を行ったなら、このデータをCD－ROMなどに入れて、紹介先の医師が閲覧できるようにします。

これによって、患者さんに関する詳細な情報を「よく知った医師からあまり知らない医師へ提供すること」が可能になります。

第一章でも書いた通り、患者さんにとって、自分の病状を医学的に正確に他の医師に伝えることは難しいものです。医師は、紹介状を用いて、他の医師に患者さんに関する情報を、可能な限り正確に申し送ります。紹介状により、医師が替わることのデメリットを最小限にすることができるわけです。

逆に、医師との相性が悪いからといって、**こっそり他の病院に行くのは避けるべき**です。紹介状を持たずに他の病院に行くと、初めて会う医師は、それまでの経緯を患者さんの口からしか知ることができません。必ず情報は不正確になり、スムーズな治療が受けられない危険性があります。

すでに効果が期待できないと分かっているはずの治療を再度受けることになったり、すでに異常が確認されないと分かっているはずの検査を受けることになったりするかもしれません。時間と費用も余分にかかってしまうのです。

どんな名医でも、患者さんの体を診てそれまでのすべての経過を見抜くことは不可能です。上手に医師を利用するためにも、必ず、紹介状を書いてもらうようにしましょう。

なお、紹介状を医師に依頼することをためらう必要はありません。転勤や転居など様々な理由で、私たちは患者さんからの転院の依頼に応じて、日常的に紹介状を作成しています。私たち医師には、紹介状の依頼を受ければ、きっちり作成する責務があります。遠慮なく希望を伝えるとよいでしょう。

繰り返しますが、医学的には、同じ医師が患者さんを診療し続けることが最も望ましいのは間違いありませんし、医師や病院の変更を進んでおすすめしたいのではありません。「どうしても医師を替えたいと思ったときは、リスクを最小限にする方法を覚えておきましょう」というのがこの項の趣旨です。

セカンドオピニオンは普通の紹介と何が違う?

今や「セカンドオピニオン」は、知らない人はいないくらい広く知られた言葉です。「セカンドオピニオン外来」という専用の外来を用意している病院も多く、希望すれば受け入れてもらえます。担当の医師に「○○病院のセカンドオピニオン外来を受診したい」と申し出れば、詳細な紹介状を書いてもらえるでしょう。

しかし、前項で書いた普通の「紹介」との違いを十分に理解していない方も多いのではないでしょうか？

セカンドオピニオンは、治療中の病気に関して他の医師の意見を聞くことができる仕組みのことですが、通常の紹介とは目的がまったく異なります。

通常の紹介では、患者さんは他の病院で保険診療を受けるために受診します。紹介先の医師は患者さんに会ったその日から検査を行うことができますし、治療を開始することも可能です。必要に応じて、引き続きその病院に通って治療を継続することが可能です。

一方、セカンドオピニオンは、**「他の病院の医師の意見を聞くだけ」**です。転院ではありませんし、そもそも普通の外来受診ではありませんので、その場で新たに検査を行うことも、治療を開始することもありません。元の病院の医師が作成した紹介状（診療情報提供書）を見てコメントするだけです。保険診療ではない（健康保険は使えない）ので、**1万〜4万円くらいの費用がかかる**ことにも注意が必要です。他の医師の意見をもらって再び元の病院に戻り、その意見を参考に医師と再び相談する、という流れになります。

もちろん、セカンドオピニオンの結果を聞き、その病院での治療を望むなら、あらためて紹介してもらったうえで検査や治療を行う必要があります。この際、医師は転院を目的とした紹介状を新たに作成することになります。

この仕組みを十分理解していない患者さんが、「セカンドオピニオンを希望して他の病院に行ったのに、検査も治療もしてもらえなかった」と不満を訴えることが現場ではよくあります。「セカンドオピニオン」という名前だけが、テレビ等での報道で広く知られたことの弊害と言えるかもしれません。

余談ですが、人気の某医療ドラマで、傲慢な医師が患者さんからセカンドオピニオンの依頼を受け、のちに高級クラブで、

「患者にとって一番大切なものは医者に対する絶対的な服従」

「セカンドオピニオンなんて言い出す患者は切り捨てろ」

と愚痴を言うシーンがあり、フィクションでありながら同業者として思わず嫌な気分になったことがあります。もちろんこんな医師はいませんし、医師はセカンドオピニオンの依頼には丁寧に応える責務があります。誤解のないよう、ご注意ください。

目の前でスマホ検索する医師は信用できない？

こんな一例を考えてみましょう。

頭痛が気になって病院に行った患者のAさんは、診察してくれた担当の医師に質問してみました。

「自分の頭痛は片頭痛のような気がするのですが、インターネットで見つけたサイトにXという薬が効くと書いてありました。私には使えますか？」

医師はその言葉を聞き、

「うーん、その薬のことは知らないですね。今から調べてみますね」

と言って白衣のポケットからスマホを取り出し、薬について検索し始めました。

しばらくしてスマホから顔を上げ、こう言いました。

「Xという薬は残念ながらAさんには使えません」

さて、Aさんはどう思うでしょうか？

「何と頼りない先生だろう。スマホで調べるくらいなら自分でもできる。『Xは自分には使えない』と言っているけど、本当に信用できるのだろうか」

こう思い、別の病院に行ってしまうかもしれません。

この事例では、患者であるAさんの理解不足と、医師の態度の両方に問題があります。

私たちが扱う医療に関する情報の量は、今やとてつもなく膨大です。新しい治療や薬は次々と現れます。それまで最も効果があるとされてきた治療より、新しい治療の方が効果が高いことが研究によって示され、治療法が大きく変わる。こういうことは医療において日常茶飯事です。私たち医師は、常にこの情報をキャッチアップしなければなりません。

たとえどんな天才であっても、これらの情報をすべて頭の中に入れておき、常に最新の状態に保ち、必要なときにいつでも即座に引き出す、などということは不可能でしょう。自分の専門分野であっても、そのすべての知識を暗記している医師はいません。どれほど優秀な医師であってもそうです。

むしろ、医師に求められるのは、

「どこにアプローチすれば今必要な情報が最速かつ正確に得られるかを知っていること」

「それをすぐに引き出せるよう日頃から準備していること」

「引き出した情報が、目の前の患者さんにどんなふうに使えるか知っていること」

です。

スマホに必要な情報が入っていて、即座にその情報を取り出すことができ、すぐに患者さんに適用できるかどうかを判断できたのであれば、この医師は専門家としての責務を十分にはたしていると言えるでしょう。知識があやふやであるにもかかわらず、患者さんの前で見栄を張って自信ありげに答え、それが不正確であることの方がよほど罪は重いものです。

実際、医師は日頃から、自らの記憶に頼らず、スマホやパソコンを使って論文やガイドラインなどの資料にあたり、正しい答えを確認しています。一歩間違えれば患者さんの命に関わる仕事ですから、医師はむしろ、医学知識に対してこのくらい真摯な態度を取るべきだとも言えます。

一方で、「患者さんにはこうした事情は伝わりにくい」という感覚もまた、医師には必要でしょう。患者さんの目の前でスマホで調べるにしても、

「新しい薬なので私も知識があやふやです。薬の添付文書にあたってみますね」

と、検索の動機をきっちり説明し、スマホの画面を見せてもよかったはずです。

ご高齢の方は特に、スマホに良いイメージを持っていないこともあります。スマホを使用するだけで無用な不信感を与えるくらいなら、手元に参照可能な書籍などを常に準備しておき、

「正確にお答えしたいので、少し時間をください」

と言って、目の前で書籍を繰ってみてもよかったでしょう。この点では、医師の準備不足に

問題があったとも言えます。

医師は、患者さんからの信頼を失わないよう、常に「自分の行動が患者さんからどう見えるか」を意識する必要があります。

「この人は信用できない」

と患者さんに思われた瞬間から、治療は立ち行かなくなるからです。

専門医の肩書きは信用していい?

患者さんにとっては、医師の肩書きほど分かりにくいものはないでしょう。病院のホームページなどに医師の顔写真とプロフィールが書かれていて、そこにずらずらと肩書きが並んでいるのをよく目にします。たくさんの肩書きを持つ医師のプロフィールを見れば、「意味はよく分からないけれど何となくすごい」という印象を受ける方が多いかもしれません。

中でも、種類が多くて患者さんを混乱させてしまいがちなのが、専門医の肩書きです。かくいう私も、連載中のメディアや自分が運営しているサイトのプロフィール欄には、ずらずらと専門医の肩書きを並べています。

この専門医の肩書きがあれば、その医師は信頼できると考えてよいのでしょうか?

そもそも、なぜ医師は専門医の資格を取得し、それをプロフィール欄に書くのでしょうか?

まず、専門医資格とは、

「○○学会専門医」

「○○学会認定医」

「○○学会指導医」

といったものを指しています。

多くの専門医資格は、以下のような流れで手に入れます（学会によっては例外もありますので、あくまで目安です）。

①学会に一定年数所属する
学会にお金を払って入会し、年会費を毎年払い、3～5年以上所属する（多くは定期的に開かれる総会への一定回数の参加が必要。所属年数の縛りがない資格もある）。

②定められた数の症例を経験し、その証明を提出する
自分の診療経験を、一定数レポートとしてまとめたり、症例を一つ一つオンラインで登録し、事務局に承認される（数は学会によって異なるが数十～数百例）。

③一定数の業績を提出する
その学会の領域に関わる論文執筆や学会発表を一定回数行ったという業績を提出し、事務局に承認される。

④認定試験に合格する
①～③の条件を満たした医師だけが、通常1年に1回行われる筆記試験の受験資格を得る。それに合格すれば専門医認定（試験合格率は一般に6～8割程度。受験料と認定料が合わせて4万～10万円程度かかるのが一般的。中には筆記試験のない資格もある）。

⑤資格の更新のために①～③のような条件を満たし続ける
一般的に5年ごとに資格の更新が必要。そのためには、会費を払って学会に所属し続けることと、定められた数の症例を経験し、論文執筆や学会発表などを一定数行うことが要件。更新料として数万円かかる。

以上から分かるように、学会によって難易度は異なるものの、おおむね専門医資格の取得には「それなりの手間」がかかります。多忙な日常業務の合間に論文執筆や学会発表を行い、試験勉強もしなくてはなりません。

私もこれまで、毎年のように様々な専門医資格のための筆記試験の勉強をしていました。仕事をしながら、家庭もある中で、毎日机に向かって試験勉強をするのは大変なことです。

よって、こうした資格を多く持っている医師は、「それなりに」意識が高い人と考えることは可能です。少なくとも、**それなりに熱心で、それなりに真面目**だ、と私は考えています。

ただし、逆のことは言えません。つまり「資格がない＝意識が低い」ではありません。**専門医資格がなくても診療はまったく変わらずできます**。専門医資格がないとできない医療行為は、実はほとんどありません。専門医資格がいくつあっても、給料は変わりません。

逆に資格があると、それを理由に任される仕事が増え、かえって忙しくもなります。そのため、必要ないと割り切っている医師は資格を取りません。専門医資格を苦労して取得する人は、

「患者さんから信頼されたい」

「他の領域の医師に対して自分の専門性を示し、安心して仕事を任されたい」

と考えていることが多いのではないかと思いますが（私はそうですが）、これは本人の考え方次第です。これが正しい姿だ、という意味ではありません。

ちなみに、資格の欄に同じように並んでいることの多い、「〇〇学会会員」「〇〇学会正会

員」といった称号は資格ではありません。「正会員」でもただの会員ですから、入会費と年会費を払って登録しているだけです。

「学会員であり続けること」には、努力を必要としません。その医師の能力を保証するものでもなければ、信頼性を高めるものでもありません。「その学会に所属していることで、自分の興味のある分野を示す」というくらいの意味です。

医師でなくても入会できる学会も多いため、中には「○○学会正会員」と書いて白衣を着たプロフィール写真を公開しているが医師ではない、という人もいます。

余談ですが、プロフィール欄では「医学博士」という称号もよく見かけます。「医学博士」とは、医学系の大学院（医学研究科）を修了し、博士論文を書いて学位審査を通過すると得られる肩書きです。医学系の大学院には、医学部を卒業して医師免許を取得した医師もいれば、他学部を卒業し、医師免許を持たない人もたくさんいます。したがって、医師免許がなくても「医学博士」にはなれます。「医学博士」と「医師」とはまったく別の存在ですので、混同しないよう注意が必要です（どちらかが優れている、という意味ではありません。言葉の定義がまったく異なる、という意味です）。

同じ「ドクター」であるこれら二つを区別するため、医学博士を「ＰｈＤ（Doctor of

Philosophy)」と呼び、医師を「MD (Doctor of Medicine)」と呼びます。博士号を取得した医師は、英語表記の名前の後ろに「MD、PhD」とつけるのが一般的です。「医師かつ医学博士」という意味ですね。

医師にクレームを言いたい！ どうすればいい？

「医師の態度が気に入らない」
「診療に不満がある」

こうした理由で医師に苦情を言いたい、と思うことはあるでしょう。現場では、医師に対して面と向かってクレームを言う方も時にいますが、それほど多いわけではありません。実は、看護師や医療事務員の方など、医師以外の医療スタッフに厳しく当たるケースが多いのです。

たとえば、外来の待ち時間が長くて怒った患者さんが外来看護師を怒鳴りつけ、看護師から「患者さんがお怒りです」との報告を受けて戦々恐々と患者さんを診察室に迎え入れると、丁寧な口調で笑顔で接してくださる、といったケースはよくあります。看護師や医療事務員などのコメディカル（医師以外の医療スタッフ）は、こうした厳しい批判を前面で受けていることが比較的多く、現場では大きな心理的ストレスになっています。

たしかに、湧き上がった怒りの感情を、その場で言葉にして目の前のスタッフに強く伝えたい、という気持ちはよく分かります。しかし、この手法は患者さんにとってあまり得策とは言えません。

訴えている内容が正論であれば、当然私たちも診療体制の改善に生かせるよう前向きに受け入れますが、同時に医療スタッフを萎縮させ、普段通りの診療の妨げになるリスクもあります。「クレーマー」というレッテルを貼るわけではありませんが、医療スタッフの中で「感情的に怒りを爆発させる人」という漠然としたイメージを持たれることになります。

医療スタッフから医療行為を受けるときは、正しい手順で行うことや、リスクの軽減に努めることを最優先してほしいはずなのに、スタッフは「なるべく怒らせないように」「なるべく機嫌を損ねないように」という余計な意識を働かせ、そちらを無意識に優先させてしまう可能性があります。これは、患者さんにとってはかえって不利だと言わざるを得ないでしょう。

もちろん、自らが受ける医療サービスに対して批判的な意見を伝えずに、自分の中に閉じ込めておくこともまた、患者さんにとって大きなストレスです。そこで、こういうときにおすすめするのは、**クレーム専用の窓口を使う**ことです。

一般的な病院には、こうしたクレームを投書という形で表明できる仕組みがあります。これらは医療スタッフに匿名で共有され、前向きに生かされます。病院によっては、掲示板に張り出され、患者さんが見ることができる場合もあります。患者さんからのこうした意見が医療サービスの向上につながることは間違いありません。

医療現場に限ったことではありませんが、何かシステムを改善してほしいと思ったとき、**現場で忙しく動き回っている末端のスタッフにその希望を強く伝えても、労力の割にあまり効果はない**ものです。まずは、自分の意見を冷静に伝えることのできる手段でアプローチするのがよいのではないかと思います。

「後で投書しよう」と思っていったん怒りの感情を「保留」にし、時間を置くことで、より冷静に意見を伝えられるというメリットもあるかもしれません。ぜひ、利用してみてください。

もちろんこれは、私自身も何かのサービスを受けるときを想定し、自戒を込めて書いています。

何も薬を処方してくれない医師はヤブ?

何か症状があって病院に行き、診察や検査を受け、結果として「何も薬は必要ない」と医師に判断されて診療を終えられたら、「何もしてもらえなかった」と思ってしまう方がいます。

「薬をもらうこと=治療」と考えていると、薬の処方がないときに「何も治療されていない」と思ってしまうのです。

実際には、医師が薬を出さないときは「薬を飲んではいけないとき」と考える方がよいでしょう。では、「薬を飲んではいけないとき」とは、具体的にはどういうときでしょうか?

一つ目は、何も薬を飲まずに経過を見なければならないケースです。

患者さんの体に起こっている何らかの異常がどんなふうに変化するかを正確に観察するためには、薬による影響をできるだけ避けなければなりません。何もせずに経過を見て、診察した所見や検査結果の変化、自覚症状の変化を正確に捉えることで、次の一手を考えるわけです。

大きな効果が期待できるわけでもないのにむやみに薬を使うと、病状が薬によって微妙に変化してしまい、最適な治療手段を見出すチャンスを失ってしまいます。中途半端に症状が改善してしまい、はっきりした原因がつかめないまま治療を中断し、結果として患者さんが再び同じ症状で苦しむことになるかもしれません。

その点で、**「何もせずに様子を見る」というのは、医学的にはとても重要な診療行為**と言えます。私たちはこれを「経過観察」と呼び、ある意味一つの大切な「治療」ともみなしています。

二つ目は、薬を飲むことのメリットよりデメリットの方が大きいケースです。

あらゆる薬は、用量によっては毒にもなります。**薬から得られるメリットが、毒としての副作用から受けるデメリットより大きい場合のみ**、薬を処方します。たとえば、薬なしで病気が自然に治ると期待され、薬が病状の改善にあまり役立たないと予想できるケースでは、むやみに薬を使うと、副作用のみが目立つことになります。こういうケースでは薬の処方を行ってはいけません。

風邪に対する抗菌薬（抗生物質）がいい例です。詳細は第六章で書きますが、風邪の原因はほとんどがウイルス感染なので、細菌感染に用いる抗菌薬は多くの場合で無効です（ウイルスと細菌はまったく異なる微生物です）。

一方で、抗菌薬には吐き気や下痢、アレルギーなどの副作用があります。大して効果が期待できないときに抗菌薬を使用するなら、こうした副作用リスクだけを背負うことになります。さらには、必要のない抗菌薬をむやみに使うことが、耐性菌（抗菌薬が効かない細菌）を生む原因になります。これは、本当に抗菌薬が必要な重篤な細菌感染症に対し、貴重な武器を失うことを意味します。

これはまさに、薬の処方のメリットよりデメリットの方が上回る場面と言えるでしょう。よって、風邪と判断された場合には「抗菌薬を処方しない」というのが望ましい治療なのです。

私たち医師にとっては、いつもたくさんの薬を患者さんに処方する方が、「薬を処方すべきでない」という判断をするよりはるかに簡単で気楽です。「薬が欲しい」と考える患者さんにも喜んでもらえますし、医師としての信用も保てるかもしれません。

しかし、真に有能なのは、予想されるメリットとデメリットを天秤にかけ、患者さんにその結果を丁寧に説明し、**「何も処方しない」という選択ができる医師**だとも言えます。ただこの実現には、患者さんの薬に対する十分な理解も必須なのです。

医師の出身大学は気にすべき？

病院では、意外なほど多くの患者さんから出身大学を聞かれます。私が大学の関連病院で働くことが多いため、出身もその大学なのかどうか、気にされるのかもしれません。医師の学歴と、患者さんを診療するのに必要な臨床力が比例する、と考えている方も多いように感じます。

では実際、出身大学（の偏差値）と臨床力は比例するのでしょうか？

結論から言えば、あまり関連はないと私は考えています。自らの経験則からそういう印象を持っている、というのも理由の一つですが、もっとシンプルな理由として、**「大学に入るのに必要とされる能力」と「医師になってから必要とされる能力」はかなり違う**から、ということがあります。

一般的に、医学部に入学するには、高い学力が必要です。ここでの「学力」とは、学問を深く追究し、課題を見つけ、それを解決する力のことではありません。単純に、国語や英語、数学、理科といった教科のペーパーテストで高得点を取る力のことです。「受験力」と言い換えてもよいでしょう。

したがって、医学部の偏差値の序列は、このペーパーテストで高得点を取るために求められる「受験力」の序列である、と言うことができます。受験には、大学によっては面接や小論文などの点数も加味されますが、配点を考えれば、やはり各教科で高得点を取る力を磨く方が大切です。こうした受験力を大学受験までに鍛え、一発勝負の入試で狭き門をくぐって初めて医学部に入学することができるわけです。

これが現行の受験制度であり、医学部入試を突破しなければ医師にはなれません。

一方、医師になってからは、こうした受験力とは異なる能力を求められます。たとえば、患者さんと上手に信頼関係を築くためのコミュニケーション力は必須です。

また、チーム医療を成り立たせるために、他の医療スタッフとうまく協力し合える力も必要です。一人でできる医療行為などほとんどありません。多くの医療行為は、他の医療スタッフ(医師に限らず他の多数の職種のスタッフ)との共同作業です。自分が担う役割をきっちり把握でき、適切に助け合うことが求められます。

さらに、医療現場では毎日のように「予定外の急用」が次々と発生します。患者さんの病状は、私たちの思いもよらぬスピードで変化したり、予想外のタイミングで異常をきたしたりするからです。

同時に目の前に現れた複数の「急に現れた仕事」と「予定していた仕事」に対し、どのように優先順位をつけ、どのような配分で時間を割き、誰の協力を得てこれらを片付けていけばよいのか。現場では、このように瞬時の判断が求められることの連続です。こうした場面で、臨機応変に対応する力は医師に必須です。

当然ながら、病気を持つ患者さんの心理面に配慮することや、患者さんとご家族との人間関係、職業などの複雑な社会的背景を理解することも、患者さんに合った治療を選択するには必須となります。

これらの能力は、医学部に入ってから、あるいは医師になってから訓練されるもので、医学部入学時点で求められるわけではありません。

たしかに、患者さんに適切な医療を提供するには、医学の広い範囲にわたる知識を暗記しておく力や、論文を読むための英語力など、「受験力」が生かされる場面も多々あるのは事実です。しかし、医師という仕事には、それ以外に求められる能力があまりに多くあります。

以上のことから、「**出身大学と臨床力はあまり関連しない**」と言ってよい、と私は考えるのです。

第三章 がんについて知っておくべきこと

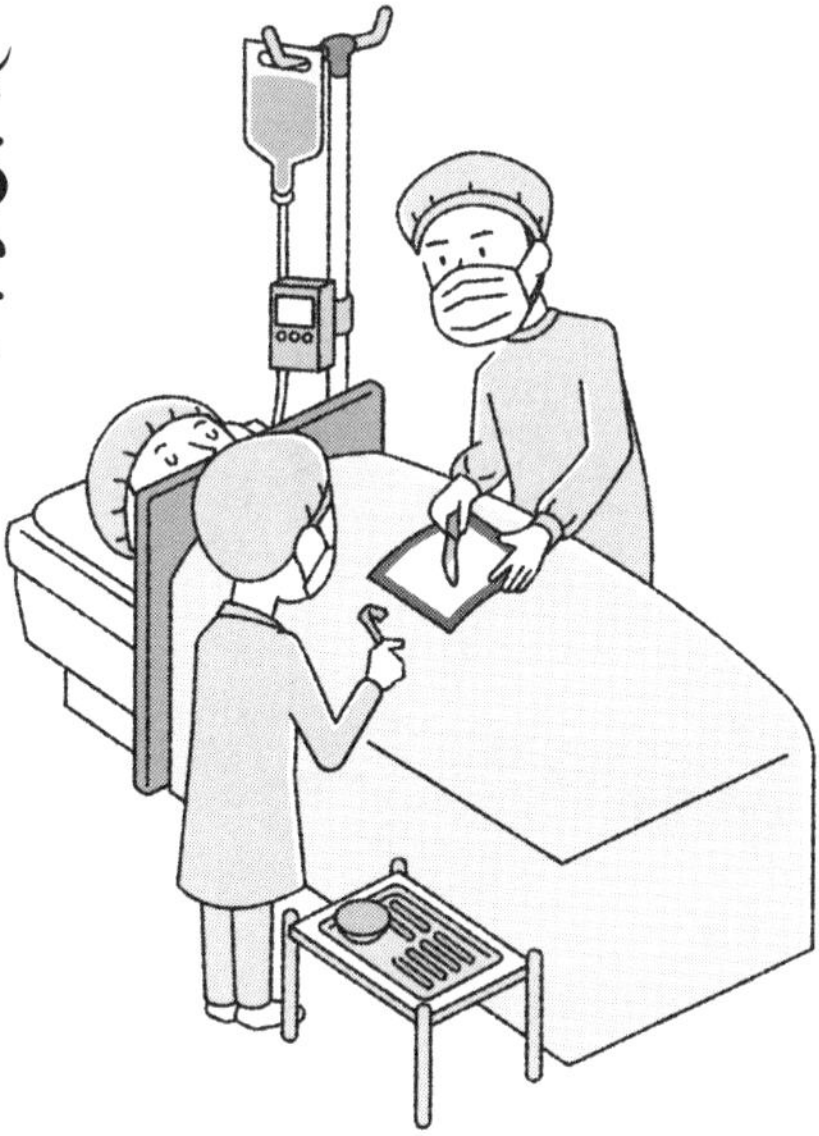

病院はどうやって選べばいい？

もし、がんにかかってしまったら、どのように病院を選びますか？

雑誌の名医ランキングや病院ランキングを見て選びますか？

知人に評判のいい病院を教えてもらいますか？

インターネットで「〇〇がん　病院」などのキーワードで検索してみますか？

病院選びほど、患者さんにとって難しいものはないでしょう。医療の専門家であっても、「どの病院に行くべきか」の答えは様々な条件によって異なるため、シンプルなものではありません。ここでは、「理想的な病院の選び方はケースバイケースである」という限界を承知のうえで、一般論として以下の三つの選択肢を提案してみたいと思います。

①まずは近隣のクリニックの医師に相談する

初診では近くのクリニックを受診することのメリットが大きい、という点については、第一章でも説明した通りです。

たとえば、がんの検診で異常を指摘されたとき、クリニックの医師に相談することで、適切な病院を選んで紹介してもらうことができます。クリニックの医師は、日々必要に応じて患者さんを様々な病院に紹介しています。同じ医療圏に属する病院の、それぞれの強みを知っていることが多いでしょう。昔から代々同じ土地に開業している医師であれば、そうした情報により詳しくなっていることもあります。

患者さんが自力で調べるより、はるかに確実性の高い情報が得られるはずです。

②自宅からのアクセスがいい病院を選択肢に入れる

病院選びには「自宅からの交通アクセス」がとても大切です。

治療を開始する前の元気なときには、「多少不便なところでも何とかなるだろう」と思いがちですが、交通アクセスの不便さは、後々大きなストレスになる恐れがあります。がんのように検査や治療に長い時間がかかることの多い病気の場合は特にそうです。

手術を受けるなら、術前検査のために何度も自宅と病院を往復する必要がありますし、術後も定期的な通院と診察、検査が必要になります。

最近は、化学療法（抗がん剤治療）も外来通院で行うのが一般的です。体調が万全とは言いがたい状態で、1週間や2週間に1回と頻繁に病院に通うこともあります。自宅から通いにくいと、自宅と病院との往復で体力を奪われ、予定通りの治療を続けるのが難しくなることもあります。

また、入院中は家族も頻繁に病院に来なければなりません。家族の来院の目的は、何もお見舞いだけではありません。手術中や、術前術後の病状の説明には、必ず家族の方に同席してもらい、一緒に話を聞いていただく必要があります。

さらに、患者さんに急な病状の変化があり、緊急手術が必要になったり、緊急で集中治療室に入らなければならなくなったりすると、必ず家族に連絡が入ります。病状によっては、元気に病院内を歩き回ることが難しい患者さんに代わって、家族が様々な事務手続きをしなくてはならないこともあります。

患者さんが病気で病院に長期的にかかることになったときは、「家族も医療スタッフから比較的よく病院に呼び出される」と思っておく必要があるのです。

以上の点で、患者さんご本人にとっても、ご家族にとっても、自宅から病院までの交通アクセスはきわめて重要です。

③がん治療を専門的に行っている、症例豊富な病院を選択肢に入れる

病院は、ホームページ等で病気別に症例数を開示していることが一般的です。それを見ると、病院としての年間症例数は、誰でも簡単に知ることができます。よって、**自分と同じ病気を診療した件数が多い病院を選ぶ**ことは、難しくありません。

もちろん症例数が多いからといって、必ずしもその病気の治療に長けた病院だとは限りません。多くの手術症例数を誇る大病院でも、術後の死亡率が高いことが報道されて問題になったことが何度かあります。しかし一方で、自分がかかった病気の治療が直近の1年でほんの数例しか行われていない、といったケースでは、その病気の治療においてやや専門性に欠ける可能性がある、と考えることはできるでしょう。

たとえば、日本膵臓学会が発行する「患者さんのための膵がん診療ガイドライン」では、「膵がんに対する外科切除術は、専門医がいて手術の実施数が多い施設では手術後のトラブルが少ない」と書かれています。

ただし、勤務する医師が数年ごとに入れ替わることは多く、専門性の高い医師の赴任によって症例数が大きく変化することはよくあります。「○○先生が△△病院に赴任した」という情報をきっかけに、その医師の専門とする病気の患者さんの紹介が増える、ということがあるためです。

その点で、「過去の症例数が多いからといって、将来もその豊富な症例数が維持されるとは限らない」という難しさはあります。

またがん治療は、専門性の高い医師がいればそれだけで成立する、というものではありません。抗がん剤や緩和ケア、リハビリなどに関わる専門のスタッフがいること、がん患者さんからの相談を受け付ける専門の部署（がん相談支援センターなど）があること、地域の診療所との連携がうまく取れていることなど、がん診療の質の向上には、多方面に充実した体制が求められます。

実際、厚生労働省が指定する「がん診療連携拠点病院等の指定要件」にも、こうした厳しい条件が含まれ、かつ状況に合わせて見直されています。こうした点も、ホームページ等で確認することは可能でしょう。

なお、「大学病院に行くべきか、市中の民間病院に行くべきか」という疑問に対しては、「ケースバイケース」というのが私の答えです。

病気の種類によっては、大学病院より症例が豊富な民間病院はいくらでもあります。医師も、大学病院と民間病院を行き来することが多いため、「どちらの医師の方がいいか」という質問に明確な答えはありません。

やはり、病院の種別にかかわらず、ここに挙げた条件を参考にしていただくのがよいだろうと思います。

がんになったらどんな治療を選べばいい？

想像してみてください。

もし、あなたがステージ3の大腸がんだと医師に言われたら、どうしますか？

目の前の医師から、

「まず手術をしましょう。その後、再発予防のためにAという抗がん剤治療を半年間受けましょう。これがステージ3の大腸がんに対する『標準治療』です」

と言われたとしたら――。

すぐに受け入れられるでしょうか？


書店に行けば『がんを治す方法』『これを食べればがんが消える』などのタイトルの本が山積みになっています。これらを参考にしたくなるかもしれません。

「がんのモニター10人、全員がんが消えた」

インターネットで大腸がんについて調べると、そんなサプリメントや健康食品が、高額で販売されているかもしれません。

「20人全員がんが小さくなった、最先端の免疫療法」

そんな治療法を魅力的に感じるかもしれません。

がん専門クリニックに行き、

「私はこの町で1000人以上のがん患者を診てきたが、その経験から考えて、あなたにはこの薬をすすめる！」

と、高額の点滴をすすめられたらどうでしょうか？　お財布と相談しながら、少し試してみたいと思うかもしれません。

もし、がんを経験したことのある友達がいれば、その人にも相談したいでしょう。

友達から、

「僕はがんを放置することに決めたんだ。そうしたら今でも元気にピンピンしているよ！」

と言われたら、説得力がありそうに思えます。

ニュースでは次々に新しいがん治療が報道されていますし、医療系のバラエティ番組では、「がんからの奇跡の生還」などといった実例が紹介され、ドラマチックに放送されます。

実際、こうした多くの情報にさらされ、パニックになってしまう患者さんもいるのです。

では、がんになったとき、一体どんな治療を選べばいいのでしょうか？

タイムマシンでもあれば、一つ一ついろいろな治療を試して効果を確認してから、過去に戻って一番効果の高かったものを選びたいところですが、そうはいきません。

がんと勝負する前に、一番勝率の高い方法を知りたいわけです。

この勝率の高い方法とは、一体何なのでしょうか？

その答えは、冒頭の医師がすすめた「標準治療」です。

最も効果の高い治療のことを「標準治療」と呼び、がんを診療する病院であれば、保険診療の範囲内で提供してもらえます。**「標準治療」は「並の治療」ではありません。現時点で考えられる「最も有効な治療」のことです。**

では、「最も有効かどうか」を決める根拠は何でしょうか？

以下をご覧ください。

1. ランダム化比較試験（のメタアナリシス）
2. ランダム割付を伴わないコホート研究
3. ケース・コントロール研究
4. 対照群を伴わない研究
5. 症例報告
6. 専門家の意見

信頼度の高い順に並べました。右のものほど、信頼できる根拠だとお考えください（統計学の難しい言葉が並びますが、覚える必要はまったくありませんので、サラッと読み流してくださってけっこうです）。

まず、最も根拠として弱いのが「6」の「専門家の意見」です。驚かれるでしょうか？「1000人以上のがん患者を診てきた経験をもとに独自の点滴をすすめてくれた医師の意見」が、これに当てはまります。何人の患者を診たとしても、それは個人の経験に基づく意見にすぎません。

がんを経験した友達の意見は、「専門家ですらない人の感想」ですので、もちろん「6」より下です。ただ、その友達の事例を、専門家がきちんと考察し、症例報告として論文発表していたとしたら、その場合は「5」に当てはまるでしょう。

次に、少人数のモニターを対象にして効果を証明した商品はどうでしょうか？　これは、大規模な臨床研究によって効果が示されたものでないため、「4」または「5」に入ります。

では、冒頭の医師がすすめた「標準治療」はどうでしょうか。

たとえば、大腸がんのように疾患数の多い病気の場合、数え切れないほど多くの大規模なランダム化比較試験（最も統計学的に信頼できる臨床試験）が世界中で行われています。標準治療は、その中のよりすぐりなので「1」に当てはまります。

もちろん、たとえ「1」に当てはまる治療であっても、効果には個人差があります。十分な効果が得られない患者さんも実際にいます。逆に「4」「5」「6」に当てはまるような治療が、効き目のない、間違った治療だという意味でもありません。

単に、「勝率の高い順に並べたとき、上にあるか下にあるかの違いだけ」です。私は、勝率が高いと分かっている治療を優先的に患者さんにすすめたいと考えます。


がん治療の効果を正確に知りたいときは、厳しい条件のもとで臨床試験が行われ、その効果がきちんと証明されているか、を確認することが大切です。

臨床試験では、数百、数千といった、非常に大勢の同じ条件の患者さんを集め、厳密な規則にのっとって薬の効果が解析されます。その結果は、「査読」と呼ばれる厳しい審査を経て、論文として世に発表されています。これが標準治療になるための条件です。

この標準治療をまとめたものが、がん種ごとに作成される「ガイドライン」です。各種類のがんの専門家たちが、世界中の論文を参照し、「何を標準治療に選んでガイドラインに採用すべきか」を定期的に議論しています。そして多くの病院の医師たちが、このガイドラインを参照して標準治療を行っています。

ガイドラインは数年おきに出版されますが、その間にも世界中で次々と臨床試験が行われ、その結果、新たな治療が現れます。そこで、がん種によってはガイドラインにウェブ版が用意され、リアルタイムに更新されています。私たち医師はこの情報にアクセスすることで、最新の情報を比較的早く知ることができるのです。

標準治療は、厳しい条件のもとで効果が証明された治療であるため、保険診療で使用できるよう承認されています。原価が高い薬であっても、健康保険制度や高額療養費制度の恩恵によって、比較的安価で使用できるのです。これは、きちんとした手順で、客観的に効果が示されていることの証拠でもあります。

一方、保険の利かない高額の治療の中には、標準治療のように臨床試験で十分な効果が証明されていない（あるいは臨床試験そのものが行われていない）ために、保険診療として採用できないものが含まれています。このことには十分に注意する必要があるでしょう。

どんな治療を選ぶかは個人の自由です。しかし、**もし治療の効果が期待通りでなかったとき、「あの時点では、世界中で一番勝てる確率が高い治療を私は選んだのだ」と思えるようにしておくことが**、後悔しない一つの方法だと私は考えます。

がんは切るべきか切らざるべきか？

「がんになったら手術をすべきなのか？　それとも手術以外の方法を選ぶべきなのか？」

よく雑誌やテレビ番組で話題になっているテーマです。「手術以外の方法」とは、放射線治療や抗がん剤治療（化学療法）のことです。

前項を読んだ方なら、この疑問に答えるのは簡単であることに気づくと思います。それぞれのがん種、それぞれの進行度において、手術が有効か、それ以外の治療の方が有効か、という疑問の答えは、ほとんどがこれまでの臨床試験から得られているからです。

つまり、この疑問を言い換えると、「あなたのがんに行うべき標準治療は、手術か、それ以外か？（もし手術なら、どんな術式が標準治療か？）」ということになります。

まれに、専門家でも手術すべきかどうかが悩ましいケースに遭遇することはありますが、ほとんどのケースでは「手術すべきか、内科的治療で攻めるべきか」の答えは容易に得られます。これまでに蓄積されたデータが、最も適切な答えを教えてくれるからです。

しかし、これは何とも身も蓋もない答えです。

「それなら、標準治療では『手術すべきか否か』を具体的にどう規定しているのか？」と、誰しも疑問に思うでしょう。

シンプルに書くなら、**「多くのがん（固形がん）では、手術によってすべて取り切れるケー**

スでは手術が最も有効」というのがその答えです（がん種によって例外はあるため後述）。「すべて取り切れる」というのは、「体の中からがんをゼロにできる見込みがある」と言い換えることができます。

手術は、体の中からがんを完全になくしてしまえる、最も有効な方法です。放射線治療や抗がん剤治療でがんをゼロにすることは不可能ではありませんが、手術ほどの確実性はありません。一部のがん細胞が生き残り、耐性を獲得し、しばらくすると再び増殖を始める、というケースが多いためです。外科医が目で見て病巣をすべて取り去ってしまうことほど、確実な治療はありません。

では、この「がんをゼロにできる見込み」は、どう判断すればいいでしょうか？

患者さん全員のお腹を切り開いてがんを目で見て、「トライしてみて取れたらOK、ダメなら途中でやめる」というわけにはいきません。手術する前に「すべて切除できるか」を判断する必要があるわけです。この目安となる条件が、「がんが局所にとどまっていること」、つまり、「**他臓器に転移が見られないこと**」です。

一例として、「肝臓に1カ所の転移のある膵臓がん」を考えてみましょう。

技術的には、膵臓がんを切除し、肝臓への転移も切除することはできますので、手術不可能ではありません。しかし、他の臓器に転移のある（ステージ４の）膵臓がんには、一般的にはまず手術を行いません（例外はもちろんありますが）。

技術的には、切除しようと思えば切除できる。

しかし問題は、手術という治療が患者さんの寿命を延ばすことにプラスに働くかどうかです。こうした他臓器に転移のあるがんを手術すると、かえって寿命が縮まるリスクがあるのです。

その理由を分かりやすく説明します。

まず、他の臓器に転移が１カ所あると分かった場合、目で見えないがん細胞は他に無数にあると考えます。他の臓器に転移したということは、数え切れないほどのがん細胞が、血管内に入って血流に乗ったということです。よって、血流に乗って行き着いた臓器で、無数のがん細胞が偶然たった１カ所にのみ集まっているとは考えにくくなります。

また血流に乗った以上は、別の臓器へ流れ着いている可能性もあります。１ミリのサイズのがんには約１００万個のがん細胞が、１センチのサイズのがんには約10億個のがん細胞がいると言われます。しかし人間の目では、１ミリのがんでも確認することは困難です。１００万個もがん細胞があるのに、です。

したがって、目で見える転移を切除したとしても、そのとき見えなかったサイズのがんはすぐに大きくなって現れてきます。

他臓器に転移したケースには、遠くのリンパ節に転移したケースや、お腹の中にがんが散らばったケース（腹膜播種《ふくまくはしゅ》または腹膜転移と呼ぶ）も含みます。これらも同じことで、目で確認できるがんが1カ所あれば、確認できないがんは無数にあると考えるべきです。

他臓器に転移したケースでは、手術で目に見えるがんをすべて取れたとしても、目に見えないレベルで体内にがんが残る可能性が大いにある、というわけです。

この「手術をしたのにがんが残った」という状況は、意味がないどころか「手術しないより悪い」ということに注意が必要です。少しでもがんが残っていれば、残ったがんがあっという間に大きくなってしまい、元の大きさにすぐに戻ってしまうから、というだけではありません。

まず、全身麻酔の大きな手術を受けることで、体力を大きく失い、残ったがんの進行に体が耐えられなくなります。また、手術後は十分に体力が回復するまで抗がん剤治療ができないため、がんを取り残せば、残ったがんを治療する手立てが一時的にまったくなくなってしまう、という問題もあります。

これらのことが起こると、手術したことが原因で患者さんの寿命がかえって縮まってしまう恐れがあるのです。

私たち外科医にとっては、患者さんの体にメスを入れる以上、「本当に完全に取り切れるのか」ということを術前に入念に吟味することが非常に重要です。逆に、すべてを取り切れない可能性が高いなら手術を行ってはいけません。外科医が無理やり切除して、かえって患者さんの寿命を縮めることは許されないのです。

もちろん例外はあります。

たとえば、大腸がんの肝臓への転移は、条件を満たせば手術で切除した方がよいものがありますし、卵巣がんでは、腫瘍を「減量する」のが有効なこともあります。前立腺がんの中には、手術をせずに様子を見ることが可能なケースもあります。

食道がんの中には、手術より化学放射線治療が有効なケースがありますし、直腸がんや乳がんの中には、抗がん剤治療（化学療法）や放射線治療を手術と組み合わせるのが最も有効であるケースもあります。

結局のところ、冒頭で書いた通り、これまでの臨床試験によって得られたデータの蓄積が、それぞれのケースで最適な治療を教えてくれるということです。このくらい、「がん」という病気は多種多様であり、**同じがん種でも条件によって最適な治療は違う**、という複雑性をご理解いただきたいと思います。

さらに言えば、患者さんにとって「最適な治療かどうか」は、病気そのものだけで決まるわけではありません。たとえば、病気の進行度としては手術が最適であっても、**高齢であったり、他の病気の治療を優先すべきであったりする場合、**状況に応じて**手術を選択しない**こともあります。

以上のことから、「がんは切るべき、あるいは、切らざるべき」というシンプルな極論に出会ったら、少し判断を保留してください。

がん治療は、そうシンプルには語れないほど複雑だからです。

手術を受けるなら開腹手術？　内視鏡手術？　それともロボット？

近年、外科領域では内視鏡手術が大きな進歩を見せました。内視鏡手術がテレビなどで紹介される機会が増えるにつれ、「名前は知っているが具体的な仕組みについてはあまりよく知らない」という方が増えています。

たとえばよく患者さんから聞く誤解に、

・内視鏡手術は胃カメラや大腸カメラを使ってがんを治療すること
・ロボット手術はロボットが自動で手術してくれるもの
・傷は大きくても開腹手術の方が安全

といったものがあります。

図表3　内視鏡手術

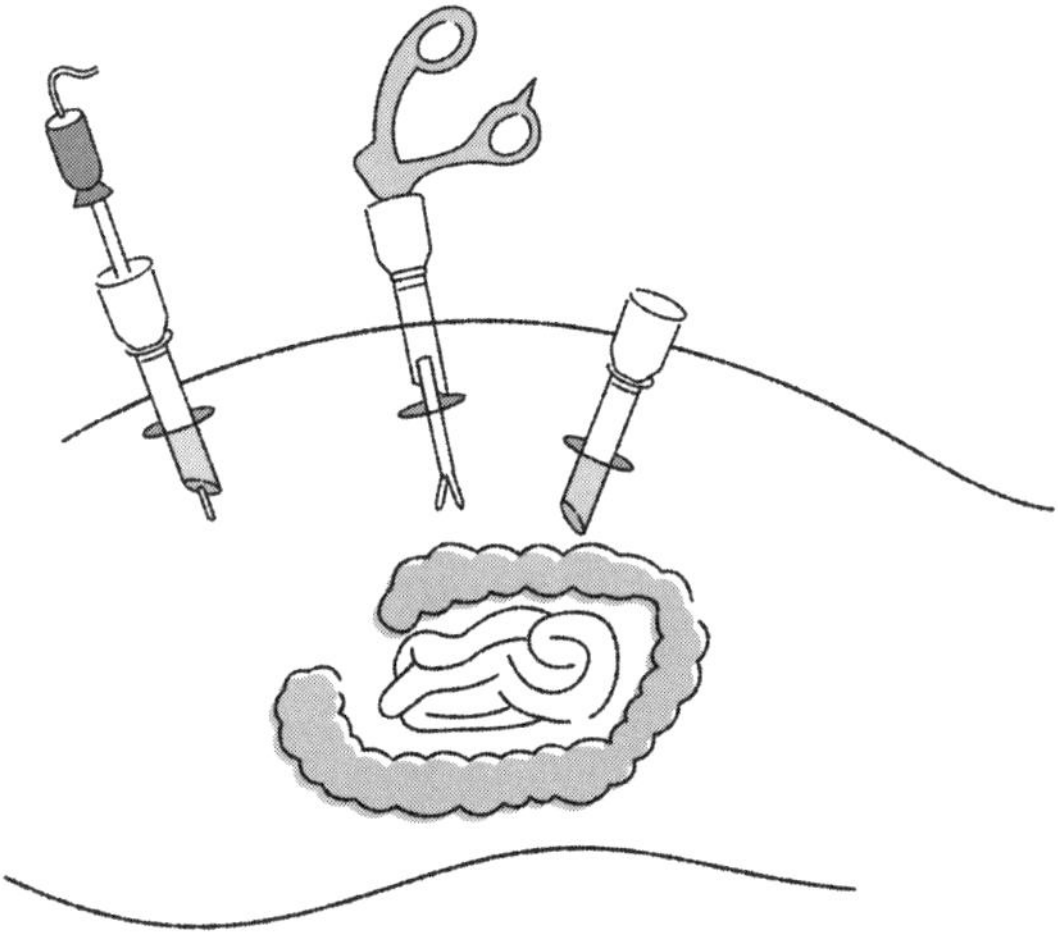

この項では、これらがなぜ「誤解」と言えるのかを説明しつつ、内視鏡手術やロボット手術の正確な知識を紹介します。

まず、「内視鏡手術」とは、内視鏡（カメラ）を使って行う「手術」の総称です。「手術」ですので、これを行うのは外科医です。

従来から行われてきた手術は、皮膚に大きな傷をつけて切り開き、肉眼で病巣を見て治療する、というものです。これに代わる手法として、小さな傷をつけて細長い筒状のカメラを入れ、モニターに映し出された映像を見ながら手術をする、というのが内視鏡手術です（図表3）。

たとえば、胃や大腸の病気に対する腹腔

鏡手術、食道や肺の病気に対する胸腔鏡手術は、内視鏡手術の代表的な存在です。体の中で行われていることは、これまでの開腹手術や開胸手術で外科医の手で行われていたこととほぼ同じです。

小さな穴から手は入らないため、細長い道具（内視鏡手術用の鉗子《かんし》）を挿入して行います。私はこれを患者さんに、「高枝切りバサミ」とたとえて説明します。がんの患者さんは比較的ご高齢の方が多いため、この説明でよく理解してくれます。細長い鉗子の先がハサミやピンセットになっていて、数十センチ離れた手元で操作ができる、というわけです。

一方、「内視鏡治療」とは、胃カメラ（上部消化管内視鏡）や大腸カメラ（下部消化管内視鏡）を使ってがんを削りとる治療です。医療機器の発達により、これまで胃や大腸を観察する道具でしかなかった胃カメラや大腸カメラに、小さながんやポリープを切除できる機能が備わったもの、と考えれば分かりやすいでしょう。

厳密に言えば「手術」ではありませんし、行うのは一般的に外科医ではなく内科医（消化器内科医）です。また、内視鏡治療が適用できるのはごく初期のがんだけで、それ以外は手術による切除が必要です。内視鏡手術とは相手にしているがんの進行度が違う、ということです。

内視鏡手術は前述の通り、皮膚に小さな穴をあけるだけで行える手術であるため、痛みなど体への負担が軽くて済みます。ただ、このことを知っている患者さんの中には、「小さな傷で窮屈な手術をするくらいなら、多少痛くてもいいから大きな傷でやってほしい」という発想を持つ方が多くいます。

実際には、「傷が小さいこと」は内視鏡手術のメリットのごく一部にすぎません。そもそも、窮屈でやりづらいのを外科医が我慢しているとしたら、これほど内視鏡手術が普及することはなかったでしょう。新しい外科技術の普及は、患者さんに対してだけでなく、外科医に対しても大きなメリットがない限り実現しないからです。

では、内視鏡手術の真のメリットとは何でしょうか？

以下の二つのポイントが挙げられます。

・人間の目を超えた精細な画像が得られ、さらに対象を大きく拡大して見ながら手術ができること

・本来人間が懸命に覗き込まないと見えなかった奥深くまで潜水カメラのように内視鏡が入っていって自由な視野で手術ができること

最近の映像技術の進歩は著しく、内視鏡によって、人間の目では見ることが困難だった非常に細かな血管や膜の構造が、拡大した精細な映像で認識できるようになりました。この影響は大きく、外科の教科書にこれまでなかった新しい情報が追加されたほどです。

また、開腹手術よりはるかに少量の出血で手術ができるようになりました。人間の目では確認しづらい細かな血管を認識し、それを事前に凝固することができるためです。

腹腔鏡手術、胸腔鏡手術では、お腹や胸の中に二酸化炭素ガスを注入し、スペースを広く取って手術を行います。このガスの気圧により、細かな毛細血管からの出血が抑制されるのも、出血量の減少に寄与します。

出血が少ないことは、体への負担を減らしますし、一つ一つ止血する手間がなくなることで手術時間の短縮につながるという利点もあります。

また、直腸や子宮、卵巣、前立腺などの骨盤内の臓器は、お腹を大きく開いてもなお、外科医が一生懸命覗き込まないと見えにくい位置にあります。大きな骨に囲まれた骨盤内の空間を、奥深くまで直接目で見るのは大変なのです。同様に、食道や肺も、肋骨に囲まれた空間の奥深くで作業をする必要があります。内視鏡手術では、カメラがこの空間の奥深くにも潜り込んでいき、肉眼では実現できない視野を画面に映し出してくれます。これによって、よりスムーズな手術が可能となるわけです。

もちろん、内視鏡手術にはそれなりの修練が必要ですし、進行したがんの中には、まだ内視鏡手術の安全性が示されていないものもあります。ある一定の進行度の範囲内で、患者さんにより大きなメリットを与えられる、ということが十分に分かっている場合のみ、適用すべき治療だと言えるでしょう。

さて、ではロボット手術はどうでしょうか？

「ロボット手術は、ロボットが自動で手術してくれるもの」と誤解している方がいますが、実際にはロボット手術は内視鏡手術の一つの形式です。前述の「鉗子」に代わってロボットアームが用いられ、このアームを遠隔操作できるようになっています。つまり、外科医が手術をしているには違いなく、扱っている道具が違うだけです。カメラも、内視鏡手術と仕組みの似たものを挿入しています。

ロボット手術の利点としては、

・ロボットアームを遠隔操作する過程で手ぶれ補正が利くなど、より細かな操作が容易に行えること
・カメラもロボットアームが「持って」いるため、画面のぶれがないこと
・外科医が座ったまま手術できること
・患者さんから2、3メートルほど離れた操縦席（サージョンコンソール）に座って手術する

ため、清潔な格好をする必要がないことなどが挙げられます。

外科医はこれまでと同じ部屋にいて手術をするのですが、患者さんに直接触れないため、清潔なガウンを着て入念な手洗いをする手間がなくなります。外科医にとっては快適に手術できる、というわけです。

ロボット手術の安全性が臨床試験によって徐々に示された結果、2018年4月に保険適用される術式が大幅に増え、現在、胃や食道、直腸、腎臓、膀胱、子宮などのがんの手術に適用できるようになっています。

今後さらにロボット手術の件数は増えていくでしょう。しかし、あくまでロボット手術は内視鏡手術の一つの形式です。「ロボットでなければできない」という手術があるわけではありません。

成功率10％の手術は受けるべき？

テレビドラマでは、時々こんなセリフがあります。

「手術の成功率は10％です。手術を受けますか、どうしますか？」

本人とご家族は「10％」という数字に愕然とし、「一か八かの戦いに挑むべきなのか？」と厳しい選択を前に苦悩します。

はたして現実にこのようなことはあるのでしょうか？

実は私たち医師は、こうしたドラマのシーンにかなり違和感を覚えます。「成功率10％」の意味が理解できないからです。

手術の「成功率」とは、一体何でしょうか？

手術がうまくいく確率、とすると、「うまくいく」とはどういう状態のことでしょうか？

私たち外科医は、ほとんどの手術を術前の計画通りに行い、手術後に、

「予定通り終わりました」

と説明しています。

患者さんによって術式や病気の進行度に差はあるものの、それぞれの病気に対して、ほぼ一貫した手順で手術は行われるからです。

胃カメラの検査を受けたときに、「胃カメラは成功しました」と言われることはないでしょう。きっと、「胃カメラは予定通り終わりました」と言われるはずです。

それと理屈はほぼ同じです。

もちろん、予測できなかった異常が手術中に発見されたり、予想外の事態が手術中に起こったりすることは時にありますが、たいていの手術は「うまくいく」ということです。これをも

し「成功」と呼んでいいのであれば、手術を予定した以上、「成功率」はいつも「ほぼ100%」ということになります。

逆に、手術を行う前から「成功率が10%しかない」と分かっている、つまり「90%の確率で何か問題が起きる」というなら、手術以外の治療を選ばなくてはなりません。

そもそも、**外科医は手術が予定通りに行われることを「成功」とは考えていません**。手術は、患者さんに対する長い治療のほんの始まりにすぎません。手術後、無事順調に回復するかどうか、少しの病状の変化も見逃さないよう気を張って、慎重に診療するという「術後管理」がきわめて重要だからです。

術後の合併症（手術に関連して起こる問題）のリスクは、患者さんによって様々です。

たとえば、喫煙は術後肺炎の大きなリスクになりますし、糖尿病や高血圧、脂質異常症（コレステロールや中性脂肪の値が高い）、肥満など、生活習慣病による動脈硬化のリスクを抱えた患者さんは、術後に心血管疾患（心筋梗塞など）や脳血管疾患（脳卒中）を生じるリスクがあります。手術によって体に大きな負担がかかったことにより、手術した部位とは遠く離れた部分に病気を発症してしまうこともよくあるのです。

また、胃や大腸など消化管の手術では、縫合不全（腸をつなぎ合わせた部分に生じた隙間から腸液が漏れる）が起こり、重篤な腹膜炎を引き起こすことも、一定の確率であります。

たとえ手術自体がうまくいったとしても、術後無事に回復しない例がある、ということです。

したがって、手術が終わったときに「良かった、成功した」などと言って気を抜くことはできません。

もちろん、それは患者さん自身も同じです。残念ながら、手術が終わってすぐに「成功」を喜んでいただくわけにはいきません。

では、逆に前述のような合併症が起これば「失敗」なのでしょうか？

そうではありません。

術後の合併症は、どんなに腕の良いチームで手術を行ったとしても、一定の確率で起こり得るものです。術後合併症が起こりそうなサインに早めに気づいて適切に対応したり、再手術をしたりして無事乗り越えたときは、「失敗」どころかむしろ「成功」の方に近いとも言えます。

では、無事に退院できたら、そのときは自信を持って「成功」と言ってよいでしょうか？

実は、それもまた難しいケースがあります。

がんの手術なら、術後に一定の割合で再発する人がいます。よって、退院はまた一つの長い治療の始まりでもあります。患者さんには定期的に通院していただき、再発の兆候がないかどうかを慎重に検査します。何らかの異変があれば、精密検査が必要になります。

特に進行したがんの術後は再発の確率が高く、やはり外科医も患者さんもまったく気を抜けません。


以上のことを考えると、**そもそも手術を「成功」や「失敗」という言葉で簡単に表現できない**ことが分かります。「成功率」という言葉を定義することも難しいのです。

外科医は誰もがこの難しさを認識しています。術前に「私、失敗しないので」と大風呂敷を広げたり、術後に「成功しました！」と晴れやかな顔で言ったりすることがないのは、これが理由なのです。

手術を受ける前にはどんな準備が必要？

がんの手術を受けることになったら、どんな準備をすればいいでしょうか？

大変失礼な言い方ですが、私はこれまで「準備不足」と言わざるを得ない患者さんをたくさん見てきました。

もしかすると、この項を読み始めたあなたは、「手術を受ける予定など当分ないから、自分には関係ないな」と思ったかもしれません。しかし、誰しも、ある日突然手術を受けることになるかもしれないのです。

外科医は、日々緊急手術を数え切れないほど行っています。「緊急手術」とは、患者さん本人も、医師である私たちも予想のできない、「突然必要になる手術」のことです。これを読んでいるあなたや、あなたのご家族も、今日、突然手術を受けることになるかもしれない。もちろん、緊急でなかったとしても、1カ月後や2カ月後に手術が必要な病気にかかるかもしれません。

そういう意味では、**誰もが「手術を受ける前」なのであり、日頃から「手術の準備」をしておく必要がある**と言えます。

では、具体的にどんな準備をすればいいでしょうか？

ここでは、日頃みなさんが気をつけるべき二つの「準備」について説明します。

まずは禁煙です。

手術前の喫煙は、術後肺炎のような呼吸器合併症、心臓や血管などの循環器系の合併症を引き起こすほか、傷のトラブルや感染症など、様々な合併症のリスクを上げることが分かっています。喫煙者は、禁煙者や非喫煙者より手術後の死亡率が高いことも報告されています。[*1] 同じ手術でも、タバコを吸っていない人がスムーズに退院できたのに、喫煙者は様々な合併症に苦しみ、長期入院になったり、命の危険にさらされたりすることがしばしばあるのです。

また、全身麻酔手術の場合、麻酔薬で眠ってもらった後に口の中に管を入れ、人工呼吸器につないで人工呼吸を行います。全身麻酔では呼吸が止まってしまうため、こうした機械のサポートを受けなくては、手術の間生きていられないからです。

人工呼吸器は、肺や気管にそれなりの負担をかけます。術後は人工呼吸器を外し、自力で呼吸を再開してもらうのですが、この際にたんがたくさん出ます。タバコを吸っている方はそうでない方より、術後のたんが多く、これを出すのに苦労します。たくさんたんが溜まって咳が出て、術後に辛く苦しい思いをすることになるのです。

以上のことから、**手術によってより良い治療効果を得るためには、禁煙は必須**です。

ちなみに、病院によっては、術前の喫煙が判明した時点で手術中止、発覚したその日に強制的に退院、という方針を採っているところもあります。ひとたび延期になってしまうと、次いつ手術ができるか分かりません。病院によりますが、すでに1カ月以上先まで予定が埋まっていることもあるためです。特に進行の速いがんの手術であれば、このタイムロスは何としても避けたいところです。

もちろん、手術を受ける予定が決まってから突然禁煙を指示されてもなかなかタバコをやめられない、という方は多くいます。余裕のあるうちから禁煙外来などを利用し、禁煙治療を始めておくことをおすすめします。

また、手術の準備としてもう一つ大切なのが肥満の解消です。肥満は、手術中および術後合併症の大きなリスクです。

私は消化器外科医なので、お腹の手術を行うことが多いのですが、肥満患者さんのお腹の中はまさに脂肪の海です。病変が脂肪に埋もれて見えず、目的の位置にたどり着くだけでもかなり時間がかかります。痩せている患者さんより、何時間も余分にかかることもあります。

また、脂肪組織の中を通るもろい血管から出血しやすく、その止血にも余分な時間を要し、出血量が増えるリスクもあります。前述の通り、肥満は動脈硬化のリスクなので、術後に心筋梗塞や脳梗塞のような疾患を起こす危険性も高まります。

自らの身を守るためにも、減量は必須です。

実は、「手術後にしばらく食べられなくなるから」と、いつもより多く食べ、手術の日までにむしろ太ってくる患者さんが時々います。非常に危険な行為です。術前こそ適度な食事量に抑えておく必要があります。

手術が予定通り無事に済むためには、外科医の腕さえ良ければいいというものではありません。患者さんの日頃の準備と努力も必要なのです。主治医の指示に従って手術をスムーズに受けられるよう、しっかり準備しておくことが大切です。

希望の執刀医を指定してもいい?

以前ある病院で、有名教授に執刀を依頼したにもかかわらず、実際には別の医師が執刀したとして患者さん側が1億円の損害賠償を求めて提訴した、というニュースが話題になりました。

実際私たちも、

「○○先生に執刀をお願いします」

と患者さんから執刀医を名指しで希望されることは時々あります。

はたして、執刀医を指定することは、患者さんにとってメリットがあるのでしょうか? 実は私は、**「誰が執刀するかは病院側に任せてしまった方が患者さんにとっては利益が大きい可能性が高い」**と考えています。

なぜでしょうか?

その疑問に答えるためには、まず「執刀医」という言葉の定義から始めなくてはなりません。

執刀医を強い希望で指定する患者さんは、「執刀医」という言葉の定義に関して少し誤解していることが多いと感じるからです。

まず、手術は2～4人程度で行われるのが一般的です。仮に3人の医師で手術を行うなら、これらの医師は「執刀医」「第一助手」「第二助手」と名付けられます。

ところが、この三つの配役は、手術を通して一定ではないことがよくあります。一つの手術には様々な局面があり、それぞれの局面に応じて手術中に柔軟に布陣を変える必要があるからです。

医師らの力量や経験値、病気の進行度、患者さんの体型、出血のしやすさなど、様々な条件によって適切な配役は大きく異なります。手術中に阿吽《あうん》の呼吸で判断されることもあるため、手術によっては事前に配役を細かく決めておかないケースもあります。

少し極端な例ですが、野球の試合を想像してみてください。

序盤で試合がまだ動いていないとき、中盤で試合が拮抗し始めたとき、終盤で勝負がほぼ決まりつつあるとき、それぞれの局面でどの選手をどのポジションに配置するのが最も適切かは異なります。しかもそれは、相手チームの力量や布陣、天候の変化などの条件に応じて、むしろ柔軟に変えなければならないはずです。その柔軟性が勝利の可能性を高めるとも言えます。

手術もそれと同じように、最も熟練したベテラン医師が最初から最後まで「執刀医」の立場であることが、必ずしも手術の質を最も高めるわけではありません。

たとえば、私の専門である消化器外科領域では、近年多くの疾患に対して腹腔鏡手術が標準的に行われるようになってきました。実は、腹腔鏡による胃がん手術や大腸がん手術には、第一助手が執刀医より熟練した医師である方がよい場面が多くあります。腹腔鏡手術では、手術の「場を展開する」という第一助手の仕事の方が、執刀医より高度な技術を求められる場面が多いからです。

もう一つ、別の例を挙げてみます。

以前、私の妻が腰椎麻酔手術を受けたことがあります。夫である私が外科医であることに気を遣ったのかどうかは分かりませんが、麻酔を院長が直接行ってくれる、ということになりました（希望したわけではありません）。

腰椎麻酔は比較的シンプルな手技なので、若手医師が担当することが多いものです。これを院長自らが行うというのは、いわゆるVIPサービスだったのかもしれません。

ところが、院長はこの腰椎麻酔に大変難渋し、通常の何倍もの時間をかけてしまいました。普段から腰椎麻酔は若手に任せていて、手術の大事な局面で自分が執刀医の立場になる、というのが常だったのでしょう。私はあらためて、「その病院のいつも通りの布陣でやってもらうのが一番いい」と思ったものです。

私の妻は医療従事者なので、腰椎麻酔に時間がかかっても、「院長久しぶりだったのかしら」で済んだのですが、普通の患者さんなら不安で仕方なかったに違いありません。

「誰が執刀医という立場でこの場を乗り切るのがよいか」は手術中に変化し得る因子で、しかも実際手術をする外科医にしか分かりません。手術が始まるまで、外科医にも分からないことすらあります。

ところが、事務的な手続き上、「執刀医」を1人、設定しなければならないことになっています。よって、誰を「執刀医」にするかという基準は、病院によって便宜上決めているというのが現状です。明確な定義が法律上定められているわけではありません。

「皮膚に最初に切開を加えた人」を執刀医とする科もあれば、「手術中に最も長い時間執刀医という立場にいた人」を執刀医とする科もあります。いずれにしても、それは医学的には大きな意味を持たない便宜上の定義と言っても過言ではありません。これらのことは、外科医にとっては常識的なことですが、患者さんは知らなくて当然です。

したがって私は、執刀医を指定された場合はいつも、このことをなるべく分かりやすく説明したうえで、「手術中の布陣は私たちにお任せください」と言うにとどめているのです。

（一般論を説明するうえで、この項は消化器〈食道、胃、大腸、肝臓、膵臓などの腹部臓器〉、心臓、肺などへの、複数名で行う大きな手術を想定しています。また、術中の布陣についてのルールは病院によって一律ではないことは十分理解したうえで記載していることをご了承ください）

「治りますか？」と聞いてもいい？

患者さんにがんという診断を知らせたとき、よく言われるのが、

「治りますか？」

というセリフです。

実はこの質問に対しては、**「治ります」「治りません」というシンプルな返答をすることが難しい場面の方が多い**、という感覚を私たち医師は持っています。少なくとも、医師・患者間でこうした質疑応答をするときは、まず患者さんの使う「治る」という言葉が何を意味するのかを確認し、お互いに合意に至っておく必要があります。

これはがんに限らず、あらゆる病気に言えることです。

たとえば、高血圧や糖尿病などの生活習慣病は「治る」と言えるでしょうか？

もちろん、薬を飲み続けて血圧や血糖値を安定させている状態を「治った」とは呼べないでしょう。

ではもし、治療を続ける過程で薬を飲まなくてもよくなったとしたらどうでしょう？　薬を飲まなくていいとはいえ、定期的に通院しつつ血液検査で血糖値を管理し、毎日血圧を測定して記録し、食事に毎日注意する必要があるとしたら、この状態は「治っている」のでしょうか？

さらに言えば、何も注意することなく、欲望のままに生活する状態を「治る」と呼ぶなら、その日は来るのでしょうか？

そう考えると、そもそも生活習慣病において「治る」が目指すべきゴールなのかどうか、という疑問が浮かんできます。

では、がんの場合はどうでしょうか？

たとえば、大腸がんが進行して肝臓にも転移している患者さんがいるとします。大腸がんを切除し、転移した肝臓のがんも切除すれば「治った」と言ってよいでしょうか？

もちろん、そうは言えないでしょう。頻繁に通院し、再発しないかどうかを観察し続ける必要があるからです。

たしかに、術後の時点では患者さんの体内に目に見えるがんはありません。しかし、医師も患者さんもがんの再発を恐れながら慎重に観察している状態を「治った」とはとても言えません。

もし途中で肝臓に新たな転移が現れれば、その時点で再び手術することもあります。その手術でがんがなくなっても、やはり通院して慎重に経過観察です。

すると、どのタイミングで「治った」と言えばよいかが分からなくなります。がんは特に、再発が一定確率で起こる以上、「治る」という言葉を定義することがとても難しい病気です。

そう考えると、がんに限らず、「医療から完全に自由になれる病気」は、実はそんなに多くはないことに気づきます。慢性心不全の患者さんも、肝硬変の患者さんも、脳梗塞や心筋梗塞を治療した後の患者さんも、みんな定期的に通院しています。病気の悪化や、再発を防ぐため、治療を続けているのです。

もし患者さんが、**「治る」を「医療から完全に自由になること」だと捉えているなら、多くの病気は「治らない」**と言えるでしょう。

一方、私たち医師は多くの場合、「医療から完全に自由になること」だけを目指すのではなく、「病気を治療しながら、日常生活の質を落とさないこと」をもっと大きな目標として掲げます。「病気とうまくお付き合いする手段を提供する」という感覚です。

人は誰しも、いつかは病気になります。病気から免れて生きることはできません。「**病気になっても、それを治療しながら日常生活を楽しむ**」ということを大きな一つの目標にする必要があるのです。「治る」＝「医療から完全に自由になること」だけを求め続けると、治療は辛いものになってしまいます。

軽い急性の疾患や外傷など、治療終了の目安が明らかな場合を除いては、「病気を治したい！」と考える患者さんには、こうした説明を十分にする必要があると感じます。そして、長い期間、治療を続ける必要のある病気にかかったときは、

「何とか病気を治したい」

と思うより、

「飲む薬の量を減らしたい」

「通院の間隔を今より長くしたい」

「生活を楽に送れるよう、医師に副作用のコントロールをうまくやってもらいたい」

といったふうに、「治す」を具体的に言語化する方が、自らが目指すべきゴールが見えやすくなると思います。

誰しも病気から解放されたいのは当然のことですから、医師もまた、患者さんの「治したい」という気持ちを尊重し、専門的知識を用いて「その希望を具体化すること」を目標に努力

する必要があるのです。

余命は知っておく方がいい？

がんという診断を受けると、多くの患者さんは「余命はどのくらいなのか？」という疑問を頭に思い浮かべます。「がん」は多くのまったく異なる病気の総称なのに、「がん」をひとくくりに捉え、「がんになると長く生きられない」という漠然とした先入観を持っている人もいます。「がん」と総称して多くを語ろうとする一部のメディアにも、その責任の一端があるのかもしれません。

たとえば、同じ消化器領域のがんであっても、胃がん、大腸がん、肝臓がん、胆管がん、膵臓がん、食道がんなど、がんの種類が異なれば、治療法も予後もまったく異なります。卵巣がんや前立腺がんなど、領域が違えば、さらにその性質は異なります。

まずは、がんの種類によって「どのくらい生きられるか」という疑問に対する答えはまったく異なる、という点を押さえておいていただきたいと思います。

また、同じ種類のがんであっても、進行度や治療の効果、患者さん自身が持つ様々な因子（年齢や既往歴、家族歴など）によって生きられる期間はまったく異なります。同じ名前の病気にかかった知人や著名人が早く亡くなったことを知って、「自分も長く生きられないのだ」

などと思い込んでしまうのは誤りです。ここまで読んだ方なら、「複雑な医学的条件が自分と同じかどうかを判断することはとても難しい」ということは、もうご理解いただけていると思います。

さて、以上のことを大前提として、「余命」という言葉について考えてみたいと思います。

「余命○カ月」という言葉をよく聞くと思いますが、これはそもそも、「その方が○カ月後に亡くなる可能性が最も高い」という意味ではありません。実際、「余命6カ月」という告知を受けた方が1年生きることもあれば、3カ月で亡くなってしまうこともあります。どんな名医であっても、患者さんが亡くなるまでの期間を正確に予想することはできません。

では逆に、すべての人に対して「余命はまったくもって想像すらできない」とするのは、それはそれで正確ではありません。なぜなら、同じ病気で同じ進行度の人を何百人、何千人と集めた過去のデータを集計すれば、「ある程度の目安」は分かってくるからです。

実は、こうした過去の生存期間のデータをもとに導きだされた数字である「生存期間中央値」を、「余命」と呼んでいるのが一般的です。

生存期間中央値とは、ある病気の人が生きられた期間をすべて集計し、長い順番に並べたとき、ちょうど真ん中に来る人の生存期間のことです。たとえば、中学校の一学年の学力テストの成績を良い順に並べたとき、真ん中に来た生徒の得点が「中央値」です。実際には、中央値より良い点を取る人も、悪い点を取る人もたくさんいますね。それと同じように、生存期間中央値より長く生きる人もいれば、短くしか生きられない人もたくさんいます。あくまで「中央値」は目安にすぎません。

「余命」は、過去のデータから統計学的に導きだされた「傾向」にすぎないということです。

余命の定義を十分に理解していない患者さんに、十分な説明なしに余命だけを告知することは、患者さんやそのご家族を惑わせ、大きな精神的負担を背負わせることになります。シンプルに「余命6カ月です」と伝えたことで、患者さんは大きなショックを受け、

「どうせ6カ月の命なら治療を受ける意味がない」

と治療意欲を失ってしまうかもしれません。

逆に、余命告知に反して1年、2年と長く生きられたとしたら、6カ月を超えた時点から「近々自分に死が訪れるかもしれない」という恐怖と戦い続け、精神をすり減らすかもしれません。

医師は余命を尋ねられたとき、このことを十分に考慮したうえで、生存期間中央値の定義を患者さんが理解できる言葉で丁寧に伝える必要があります。

一方、患者さんが最も知っておかなくてはならないことは、「余命」というシンプルな数字ではなく、**「その後の具体的な治療プランと予想される病状の変化」**です。たとえば、進行した大腸がんだと診断された方が抗がん剤治療を始めるなら、

・この治療はどうなるまで続けるのか？　どうなったら中止するのか？
・この治療が効かなくなったら、次にどういう治療に切り替えるのか？
・どのくらいの治療選択肢があり、現在使用可能な治療がすべて効かなくなったとき、次に何を行うのか？　どんな事態が自分に訪れるのか？

といったことを理解しておくことが大切です。

医師と患者さんとの間で、病状の変化や治療への反応性に応じて、その都度将来のプランを微修正していくことが大切なのです。

ただし、例外として、**死期がまさにすぐそばに迫ったときは、比較的正確に、狭い範囲で「死までの時間」を推測することが可能**になります。

たとえば私たちは、死期が迫った患者さんの状態が非常に悪くなったとき、「あと数日、あるいは1週間といった単位の短期間で亡くなるかもしれない」というお話を、患者さんやご家族にすることがあります。がんに限らずどんな病気であっても、命の危機に瀕し、かつそれに

対して生きる期間を延ばす有効な手立てがない、あるいは生きる期間を延ばすための治療を行っていない、という場合での、日単位の余命はある程度正確です。

医師が「あと数日で亡くなる可能性が高い」と判断した患者さんが、1カ月、2カ月と長く生きることは、可能性としてはかなり低いと言えます。

こうした場面で用いる「余命（予後）」という概念は、病気が発覚したばかりの時点で（まだ元気なうちに）用いる「生存期間中央値」とは意味合いが違うということを知っておかねばなりません。

ご家族にとっては辛い現実だと思いますが、患者さんの死期が迫っていることを理解し、心の準備をするとともに、「いつ死のお知らせがあって病院から呼ばれてもおかしくない」という「体の準備」も必要になります。このときに限っては、「余命は当てにならない」と考えることが適切でない場面です。

がんは予防できるのか?

がんだと診断された患者さんのほとんどが、

「あのときのあれが良くなかったんじゃないか」

「こうしておけばがんにならなかったんじゃないか」

と、自らの過去を振り返ります。中には、自分自身やご家族を責めてしまう人もいます。

「もし予防法を知っていれば、こんなことにならなかったのではないか」

と思う方もいるでしょう。

ご家族や知人ががんになった話を聞けば、同じようにその方の過去を振り返り、

「自分はあんなふうにならないようしっかり予防しよう」

と思い、「がんを予防する方法」をインターネットで検索したり、書店に行って本を探したりするかもしれません。ですが、こうした調査の果てに、何か「答えらしきもの」が見つかったときは要注意です。そもそも大前提として、「がんになるリスクが明らかになっているものと、まったく分かっていないものがある」ということを知っておく必要があるからです。


たとえば喫煙は、肺、口腔、咽頭、喉頭、食道、胃、肝臓、膵臓、膀胱、子宮などにおける、とても多くのがんの発症リスクになるとされています。[*2]しかし一方で、タバコをまったく吸っておらず、かつ受動喫煙の経験もなかった方が、こうしたがんにかかってしまうこともあります。

ヘリコバクターピロリという細菌の感染による慢性的な胃炎は、胃がんにかかるリスクを高めることが分かっていますが、ピロリ菌への感染歴が一度もない胃がんも存在します。

肉類の摂取が大腸がんの発症リスクを上げるという報告がありますが[*3]、肉類をほとんど食べない人が大腸がんになることもあります。生活習慣によらず、遺伝的な要因で若い頃に大腸がんになってしまう人もいます。

がんの中には、**生活習慣などの改善によって自ら意識して発症リスクを下げられるものと、そうでないものがある、**ということです。

どんながんであっても、その発症原因はシンプルなものではありません。同じがん種でも、違った原因で生じた、違った顔つきのがんが存在します。未知のリスクを含め、様々な因子が重なり合ってがんは発生するということ、そしてそのプロセスはまだ明らかになっていない部分が多い、ということを知っておく必要があるのです。

がんにかかったときに、自分やご家族の過去に原因を求めたり、がんになった他人に対して「あれが良くなかったのではないか?」と責めたりするのは、あまり意味のない行為です。

医療では、あらゆる領域において「白か黒か」というシンプルな答えはありません。グレーな事実をグレーのまま受け入れ、その条件下で自分は何をすべきかを考える方が健全です。

では、がんに対して私たちはどのように対処すればいいのでしょうか?

その点については、次からの検診の項で述べていきます。

人間ドックと自治体の検診、どちらを受けるのがいい?

がんの検診には、人間ドックと自治体の検診（以下「自治体検診」と書きます）があります。どちらを受けるのがいいのでしょうか?

まず、これら2種類の検診の違いについて説明しておきましょう。

自治体検診は、市区町村が公費を使って安価で実施する検診のことを指します。これを「対策型検診」と呼びます。がんによる死亡率減少を目的とした、公共の対策です。公的な補助によって少ない自己負担で受けられるのが大きなメリットで、がんによる死亡率の減少効果が統計学的に証明され、かつ安全性とのバランスが取れたものが採用されています。

たとえば、対策型検診に含まれるがん検診は、次ページの通りです（図表4）。

この図表4のように、肺がん検診であれば40歳以上の男女を対象に年1回、乳がん検診では40歳以上の女性を対象に2年に1回、といった間隔で検診を受けられます。それも、多くは千数百円という安価で受けられるのが大きなメリットです。

「この年齢層に当てはまる方が、検査を指定された頻度で受けると、そのがんによる死亡率が減少する」ということが証明されたものを厳選している、という点が重要です。

図表4　自治体で実施している対策型のがん検診

<table>
<tr><th>がん検診の種類</th><th>検診方法</th><th>対象年齢</th><th>検診間隔</th></tr>
<tr><td>胃がん検診</td><td>問診、胃X線検査
または
胃内視鏡検査</td><td>（胃X線検査）
40歳以上
（胃内視鏡検査）
50歳以上</td><td>（胃X線検査）
1年に1回
（胃内視鏡検査）
2年に1回</td></tr>
<tr><td>大腸がん検診</td><td>問診、便潜血検査</td><td rowspan="3">40歳以上</td><td rowspan="2">毎年</td></tr>
<tr><td>肺がん検診</td><td>質問（問診）、胸部X線検査、喀痰細胞診</td></tr>
<tr><td>乳がん検診</td><td>問診、マンモグラフィ</td><td rowspan="2">2年に1回</td></tr>
<tr><td>子宮頸がん検診</td><td>問診、視診、細胞診、内診</td><td>20歳以上</td></tr>
</table>

一方人間ドックは、自費かつ自己責任で受ける任意の検診であり、「任意型検診」と呼ばれます。健康保険は適用されないため、基本プランだけでも3万〜6万円程度、受ける検査によっては10万円を超えることもあります（施設によって自由に価格を決められます）。豊富な種類の検査を自由に選んで受けることができますし、1〜2日で検査がまとめて受けられるため、何度も医療機関を往復する必要がないというメリットもあります。

このように、人間ドックは自由度が高い分、安全かつ正確に行われ、品質が維持される必要があります。そのため、日本人間ドック学会が基本検査項目を定めるとともに、検診施設を審査して「機能評価認定施設」として公表しています。

　では金銭的に余裕さえあれば、人間ドックで毎年のように多くの検査を受けておくことが最も望ましい選択肢だ、と言えるでしょうか？

　逆に、自治体検診の、
・対象年齢に該当しない人は受けられない
・指定された間隔以上の頻度では受けられない
・項目に含まれない検査は受けられない
　といった点は、人間ドックにはない「デメリット」なのでしょうか？

　実は、そうとも限りません。適切な範囲を超えた過剰な検診には、隠れたマイナス面があるためです。


　その代表的なものが、**「見つける必要のない病気を見つけてしまう」という問題**です。「病気だったらすべて早く見つけた方がいいに決まっているだろう」と思ったでしょうか？　ここで、一例を挙げてみましょう。

　人間ドックで受けた腹部CT検査で、膵のう胞（膵臓に水が溜まった病変）が見つかって、精密検査のために病院を受診される方がいます。検査を受けて悪性と分かれば手術が必要ですが、良性なら治療の必要はありません。ところが、様々な精密検査を繰り返しても、悪性かどうかの判別がつかないことがあります。悪性の可能性がある以上、そのまま放置はできませんから、やむを得ず手術を行うこともあります。

手術で切除して顕微鏡で検査をすれば、悪性かどうかについてより確かな診断ができます。しかし、もし悪性でなかった（悪性化の可能性もなかった）としたら、体に大きな傷をつけ、本来必要なかったかもしれない手術を受けたことになります。

がんを疑う病気に対する手術では、多くは正常な臓器も含んだ広い範囲の切除が必要です。膵臓の「がんかもしれない病変」を切除するのであれば、原則、膵臓を約半分失う手術が必要です。手術後に、合併症で苦しむこともあるかもしれません。長期的な入院も必要になるでしょう。

そして、実際このような形で手術を行い、結果として「がんではなかった」という結果が返ってくることもしばしばあります。患者さんは誰しも安心した表情を見せる一方、これから先、半分の膵臓で人生を送ることに対し、きっと複雑な心境です。

場合によっては、膵臓から分泌されるインスリンというホルモンが足りなくなったり、消化に必要な膵液が足りなくなったりして、これらを補充する治療が半永久的に必要になることもあります。「もし検診を受けなければこんな苦しみはなかったのに」と、辛い思いで過去を振り返る方もいます。

このように、**「結果的に不必要な検査や治療を受けるリスクがある」というのが、過剰な検診の大きなデメリット**なのです。

また、精密検査に伴う身体的負担や、検査や治療に伴う心理的負担も検診のデメリットとして挙げられます。

検診を受ける方の中には、検診の結果が「がんかそうでないか」というシンプルな形で返ってくると誤解している方がいますが、そうではありません。検診の結果が「異常」であるときは、「あなたはがんです」ではなく、「がんかそうでないかはまだ確定できず（がんでないとは言い切れないので）、一歩進んだ精密検査が必要だ」という形で返ってきます。この時点から患者さんは、「自分はがんかもしれない」という強い不安を抱えながら病院に行き、精密検査の日程を組んでいくことになります。家族もまた、「もしがんだったら家族はどうサポートすべきか」と悩みながら毎日を過ごすことになります。

もちろん、のちに本当にがんだと確定し、治療が必要だと判断されるのであれば、こうした悩みや不安は今後に生かせる「心の準備」と言えるのかもしれません。しかし、精密検査の結果がんではなかったとしたら、無用に精神をすり減らすことになってしまいます。

また、精密検査には身体的負担を伴うものが多くあります。前述の膵のう胞の例で言えば、胃カメラ（上部消化管内視鏡検査）や、超音波内視鏡検査、腹部超音波検査、ＭＲＩ検査など、数々の検査が必要となります。検査には一定の確率で偶発症（検査によって起こる望ましくない副作用）のリスクもあります。内視鏡検査では、出血のリスクや穿孔《せんこう》（胃や腸に穴をあけてしまうこと）のリスクもあります。放射線を使う検査には被曝（放射線を浴びること）による様々な障害のリスクというデメリットもあります。

検診で「生命に影響を与えないような『病変』まで見つけてしまうこと」には、以上のような大きなデメリットが伴うわけです。

したがって人間ドックは、以上のようなデメリットを十分に理解できた方しか受けてはならない検診だと言えるでしょう。逆に、「こうしたデメリットがあっては困る」と考える方は、死亡率の減少効果が統計学的に証明され、メリットの方が大きいことが確実な「よりすぐり」である**自治体検診を優先的に受けた方がよい**、と言えます。

どんな結果であったとしても、「死亡率を下げるメリットが証明された検診を受けた結果だ」と思えることは、のちの自分にとってもご家族にとっても救いになり、きっと心の支えになります。

また、「人間ドックが自由に受けられるような裕福な人ほど長く生きられるのではないか？」と悩んでしまう方や、「あらゆる検診を高頻度で受け続けないと安心できない」という焦燥感に駆られてしまう方こそ、検診のマイナス面も十分に理解しておいた方がよいと思います。

ちなみに、職場で定められたがん検診を受ける、というケースもあるでしょう。様々な検査で金銭的な補助が受けられることもあり、悩む方が多いかもしれませんが、やはりここに書いた原則をもとに、対策型検診で採用されている項目を優先的に選ぶのがおすすめです。

胃がん検診は胃カメラとバリウムのどちらを受けるのがいい?

前述の自治体のがん検診一覧を見ると、胃がん検診では「胃内視鏡検査」と「胃X線検査」の二つから選べることが分かります。胃内視鏡検査(胃カメラ)は、50歳以上の方を対象に2年に1回、胃X線検査(バリウムを使った検査)は、40歳以上の方に対して1年に1回行われます。

どちらを選ぶべきか、悩む方も多いのではないでしょうか?

もちろん、いずれも死亡率減少効果があることは証明されています。両者を比較してどちらか一方が効果が高い、という証拠がないからこそ併記されているわけで、あくまで統計学的には「どちらを選んでもいい」と考えるのが正確です。ただ、どちらか一方を選ばねばならない以上、これらの検査の仕組みやメリット、デメリットを知っておく必要はあるでしょう。

まず胃内視鏡検査のメリットは、胃だけでなく、咽頭（のどの奥）から食道や十二指腸の入り口までの上部消化管の観察ができることです。そのため、胃がん以外の上部消化管の病気の検診をある程度兼ねることができます。また、怪しい病変があったとき、近づいて拡大し、直接詳細な観察ができるため、かなり小さな病変でも発見できる可能性が高いと言えます。

逆に胃内視鏡検査の欠点は、口から管状のカメラを入れるという苦痛があることと、ごくわずかに偶発症のリスクがあることです。

口から胃の中までカメラが入っていきますので、嘔吐反射（ゲーゲーと吐きそうになるような感覚）が起きます。検査前にのどの奥にスプレーやゼリー状の麻酔薬を使用し、症状をある程度抑えることができるものの、嘔吐反射には個人差が大きく、人によっては検査中にかなり辛い思いをする人もいます。

また、胃の中を観察するために空気を送り込む際、胃が張るような痛みを生じ、これが辛いと感じる方もいます。

胃内視鏡検査の偶発症としては、カメラの操作によって胃の壁に傷がつく、出血する、穴があく（穿孔）、といったことが起こりえます。偶発症の発生率は０・００５％と頻度は低い[*4]ものの、胃に穴があくと腹膜炎が起き、場合によっては命に関わることもあるため、多くは緊急手術が必要となります。

一方、胃X線検査は、バリウムを飲んで様々な方向からX線写真を撮る検査です。メリットは、前述の内視鏡検査の苦しさや痛みがないことですが、デメリットもあります。

一般的に、胃内視鏡検査のようにごく小さな病変を見つけることが困難です。胃X線検査は、造影剤を胃の中に入れ、そこにX線を当てて得られた「影絵」を見ています。胃カメラのように直接病変を観察しているわけではありません。特に初期の段階では、ポリープのように飛び出たり潰瘍のように凹んだりすることなく、平坦なままわずかに色調が変化しているだけ、といった胃がんもあります。こうした病変は、直接観察しないと見つけることはきわめて難しいのです。

また、胃X線検査でもし異常が見つかった場合、結局別の日に精密検査として胃内視鏡検査を受けなければならない、という欠点もあります。正確な診断のため、最終的には胃内視鏡検査の所見に頼らねばならないのです。

ちなみに、胃X線検査は「楽な検査」というわけでは決してありません。バリウムを飲んだ後に発泡剤を飲み、げっぷを我慢しながら台の上に横になり、いろいろな方向に体を動かして何度も写真を撮る、それなりに辛い検査です。「苦痛」は主観的なものであるため、「どちらか一方が楽だ」と一概には言えません。

これらのメリット、デメリットを十分に理解したうえで、ご自分の好みとしてどちらか一方を選ぶのがよいでしょう。

ちなみに私自身は、胃内視鏡検査の方を選びたい、と考えています。将来自分に胃がんが見つかったとして、もしそれまでの検診で胃X線検査を選んでいたとしたら、「内視鏡検査を選んでいればもっと早くに見つかったかもしれない」という後悔を感じるだろう、と予想するからです。私は目の前の患者さんが迷っているときも、「のちに過去を振り返ったとき、自分の選んだ道を後悔することがないと予想される方を選んでください」と伝えています。

検診で腫瘍マーカー検査は受けた方がいい?

がんに関わる検査の中で、「腫瘍マーカー」ほど、その目的を誤解している人が多いものはないと思います。

私が外来診療をしていてよく患者さんから言われるのが、

「がんかどうかを調べてほしいので腫瘍マーカーを検査してください」

というセリフです。

患者さんの発想は、「腫瘍マーカーが高いとがんの可能性がある。低ければがんではないと考えて安心できる」というものでしょう。しかし、残念ながら**腫瘍マーカーを「がん早期発見のためのツール」として使うことは、一般的には不可能**です。

ここであらためて、「腫瘍マーカーとは何か」ということに関して簡単に解説します。

腫瘍マーカーは、がんから分泌される、あるいはがんがあるときに周囲の組織などから分泌される物質のことです。こうした物質は血流に乗って全身を巡っているため、血液検査でその値（濃度）を調べることができます。現時点で、腫瘍マーカーは50種類以上あります。がんがあれば、この値が高くなることがある。これは事実です。

ところが、腫瘍マーカーには大きな欠点があります。

一つは、たとえがんが体内にあっても、初期の段階で腫瘍マーカーの数字が異常値になることはほとんどない、ということです。

一方で、がんが原因でその数値が上昇しているのであれば、それは「それなりに進行したがんが体内にあること」を意味します。「早期発見」には使えない、ということです。

それどころか、進行したがんがある場合ですら、腫瘍マーカーが上昇しないケースは多々あります。これは、第一章でも説明した「偽陰性」です。

たとえば、次ページの図表5を見てみてください。

図表5　腫瘍マーカー「CA19-9」のがんの病期別陽性率

（%）

臓器名	病期（ステージ）				良性
	I	II	III	IV	
膵管がん	77	75	80	84	13
胆道がん	0	55	70	78	11
胃がん	3	11	37	67	3
大腸がん	7	9	30	74	3

出典:「臨床検査のガイドライン2005/2006」日本臨床検査医学会

図表6　乳がんにおける各種腫瘍マーカーの病期別陽性率

（%）

腫瘍マーカー	病期（ステージ）				乳がん再発非切除例	良性	健常人
	I	II	III	IV			
CEA	6	10	22	59	62	1	1
CA15-3	4	8	13	38	54	1	0
BCA225	4	14	32	60	73	2	6
NCC-ST-439	25	30	42	56	54	5	0
Erb-B-2	13	13	10	38	51	5	0

出典:「臨床検査のガイドライン2005/2006」日本臨床検査医学会

これは、腫瘍マーカーとしてよく用いられる「CA19－9」という検査項目の陽性率（異常値となる割合）を見たものです。胆道がんや胃がん、大腸がんでは特に、病期（ステージ）が低い方が（早期である方が）陽性率が低く、最も進行したステージ4であったとしても、陽性率は60～80％程度。つまり、10人に2～4人は、進行したがんがあっても腫瘍マーカーは基準範囲にとどまることが分かります。

次に、右の図表6の乳がんの各種の腫瘍マーカーと陽性率を見てみてください。こちらも、似た結果であることが分かりますね。

つまり、血液検査で腫瘍マーカーを測定して基準範囲に入っていたとしても、がんではないとは言い切れない以上、まったくもって安心できないのです。早期発見に役立たないだけでなく、進行していてもなお発見が難しいのであれば、やはり「がんかどうかを調べるツール」としては不十分です。

もちろん、ここまで読んで、「腫瘍マーカーが正常ならともかく、もし異常値が出て進行したがんが見つかるなら、早期発見でなかったとしても、それだけで意味はある」と思った方がいるかもしれません。残念ながら、腫瘍マーカーにはもう一つの大きな欠点があります。**「偽陽性」という問題**です。

腫瘍マーカーは、がんに関連して血液中に流出する物質ですが、「がんであるときにしか産生されない物質」ではありません。がん以外の病気でも上昇することは多々あります。がんではないのに検査の結果が「陽性」になってしまう、ということです。

たとえば、前述の「CA19－9」は、胆のう炎や膵炎、肺の病気など、がん以外の多数の病気で上昇することがあります。

同様に、消化器がんや、肺がん、乳がんなどで上昇することがある「CEA」も、肝臓や膵臓の良性の病気で上昇することがあります。またCEAは、喫煙者であるというだけで高い値を示すことも多い腫瘍マーカーです。[*5]

実際私たちも、「腫瘍マーカー高値」という検診の結果を持って患者さんが病院にやってこられ、精密検査をして「何も異常が見つからない」という事態を数え切れないほど経験しています。「腫瘍マーカー」という言葉でありながら、「がんだけで上昇する項目ではない」という点に注意が必要なのです。

偽陽性の場合、患者さんは本来必要がなかったはずの精密検査を受け、その検査費用と度重なる通院の手間、体への負担、検査のリスクを負うことになります。

また、「腫瘍マーカーが高かったのに、精密検査では結局何も異常が見つからない」という結果を手にしてもなお、「本当に自分はがんではないのか？」という不安感がぬぐえないまま病院を後にする方はたくさんいます。これが患者さんにとって日々の生活を脅かす、大きな心理的負担となってしまうこともあります。

中には、前立腺がんの「ＰＳＡ」のように早期の段階で上昇するものもありますが、検診において使用すべきかどうか、という点においてはまだ議論の余地があり、市区町村の対策型検診への導入は推奨されていません（独自に実施している自治体はあります）。

以上のことから、腫瘍マーカーを検診で測定することで私たちが幸せになれる可能性は低い、と私は考えます。少なくとも、腫瘍マーカーを検診で測定したい、と考える方は、ここに挙げた多数のデメリットを、検診を受ける前に十分に理解しておく必要があるでしょう。

では、そもそも腫瘍マーカーは、一体どういう目的で使用されているのでしょうか？

これはがんの種類によって様々ですが、大きく分けると、

・進行・再発がんに対する治療効果の判定
・がんの術後再発の発見

の二つがあります。

手術で切除ができないレベルまで進行したがんや、術後に再発したがんに対して抗がん剤治療（化学療法）などを行うと、当初上がっていた腫瘍マーカーの値が下がってきます。この変

化を見ることで、抗がん剤の効果を推測することができます。これが、「治療効果の判定」です。

抗がん剤を使用しても腫瘍マーカーの数値が上がり続けるなら、「抗がん剤の効果が薄れているのではないか」と予想することができます。逆に低い値のままなら、「抗がん剤の効果が維持できているのではないか」と考えることができます。

もちろん、こうした治療効果の判定をする場合でも、身体診察やCT、MRI、PET等の画像検査を併用する必要があります。腫瘍マーカーの変化は「一つの目安」にすぎない、ということに注意が必要です。

また、がんの種類によっては、術後再発の発見に使用することも可能です。たとえば胃がんや大腸がんは、術後再発の検索を目的として、腫瘍マーカーの「CEA」と「CA19－9」を、3カ月に1回といった比較的高頻度で測定することが推奨されています。[*6] 大腸がんの術後、定期的に血液検査で腫瘍マーカーを測定し、基準範囲を外れて上昇していれば、再発を疑って精密検査を行う、といったことが可能です（もちろん偽陽性、すなわち精密検査を行っても再発が確認されないケースもあります）。

一方、乳がんは、術後に定期的に腫瘍マーカーを測定することの意義に関して議論の余地があり、必ずしも推奨されてはいません。腫瘍マーカーは、がんの種類によっても、患者さんの病状によっても、その扱いがまったく異なるということです。数値が上昇していたときの解釈にも、専門的な知識が必要です。

いずれにしても、腫瘍マーカーは、専門家の指示に従って「必要なシチュエーションでのみ測定すべきもの」と考えておくのがよいでしょう。

膵臓がんはなぜたちが悪いのか？

膵臓がんは、私たち消化器系の医師が扱うがんの中でも、最も「たちの悪い」がんの一つです。5年生存率は6％前後で、発見時に手術が可能な人は、約20％しかいません。[*7] つまり、多くの膵臓がんは、見つかった時点で「手術では取り切れない」段階まで進んでいるということです。

さらに、手術ができても術後の5年生存率は20〜40％程度。[*7] 再発が非常に多いことが理由です。

現在、初期の段階で膵臓がんを発見する方法の開発が進んでいるものの、現状では、残念ながら**死亡率を下げることが証明された検診の手段はありません**。

2018年1月、プロ野球の中日、阪神、楽天の元監督であった星野仙一さんが70歳で逝去されました。死因は膵臓がんでした。

星野さんは、2016年7月に膵臓がんが見つかり、その約1年半後に亡くなりました。発見時の進行度（ステージ）にもよりますが、私たち外科医の感覚では、手術ができたケースの比較的典型的なタイムスパンです。

なぜ、これほどに膵臓がんはたちが悪いのでしょうか？

その理由は二つあります。

初期の段階で見つけるのがきわめて難しいことと、手術をしても再発してしまうケースが多いことです。

初期の段階で見つけるのが難しい理由の一つに、**他のがんと比べて「症状が出にくいこと」**が挙げられます。

たとえば、胃、大腸といった臓器は食べ物の通り道なので、がんがある程度大きくなると、それなりの症状が出ます。胃がんなら、食欲低下、吐き気、嘔吐、胸焼けなど、大腸がんなら血便、腹部膨満、便秘といった症状です。

ところが、膵臓は食べ物の通り道ではありません。食べたものを消化する消化酵素を分泌する外分泌機能、血糖値をコントロールする内分泌機能を持つ、「縁の下の力持ち」のような臓器です。ここに腫瘍ができても、かなり大きくならない限り症状は出ないのです。

がんがかなり大きくなると、ようやく、背中や腰に痛みが出たり、胃や十二指腸に浸潤して吐き気や嘔吐などの症状が出たりします。

また、膵臓の中には、消化液である膵液の通り道（膵管）があります。これががんによって詰まると膵炎を起こします。膵炎を起こすと、発熱や腹痛などの症状が出るため、これが膵臓がん発見の契機になることもあります。

膵臓がんが進行すると、周囲の大きな血管に食い込んだり、肝臓や腹膜に転移し、手術ができなくなります（手術をしてもすべてを取り切れなくなります）。そこで、この場合は抗がん剤治療（化学療法）が治療の主体となるものの、これが劇的に効くというケースは、残念ながら多くありません。

次に、**膵臓がんは再発が多い**のが特徴です。

再発のことを、「手術ですべてがんを取り切ったのに、新たにがんが現れること」だと誤解している人がいますが、そうではありません。再発は、手術時にすでに目に見えないレベルでお腹の中に残ったがんが、手術後に「目に見えるレベルまで大きくなったもの」です。

つまり、膵臓がんの再発が多い理由は、手術時にすでに「目に見えないレベルのがんの転移」が起こっているケースが多い、ということにあります。

しかも、膵臓がんの転移は、血液の流れに乗って転移する血行性転移、リンパの流れに乗って転移するリンパ行性転移、がんの表面からがん細胞がこぼれ落ちてお腹の中に広がる腹膜播種、と多彩です。

膵臓は血流が豊富な臓器です。がんがある程度大きくなると、がん細胞が血流に乗って他の臓器に流れていきます。転移が多いのは肝臓です。発見時、すでに肝臓に転移があれば手術は行いませんが、発見時に転移がなく手術ができた方でも、目に見えないレベルで肝臓にがん細胞が到達していれば、術後に肝転移という形で再発してしまいます。

また、膵臓がんは、小さなものでもリンパ節に転移しやすいという特徴があります。もちろん、膵臓周辺のリンパ節への転移であれば、手術で取り切ることができます。しかし、リンパ節と、リンパ節同士をつなぐリンパ管は全身に張り巡らされています。膵臓から遠く離れたリンパ節にも流れ着いてしまうのです。

体中に無数にあるリンパ節を全部取ることは、当然ながらできません。手術時に、目に見えないレベルで遠くのリンパ節にがん細胞が飛んでいれば、術後にリンパ節転移という形で再発してしまいます。

さらに、膵臓は胃や大腸と違って表面が分厚い壁で覆われていないため、膵臓にできたがんは、すぐに表面に顔を出し、がん細胞がお腹の中にこぼれ落ちます。

腹部の臓器にできたがんが大きくなり、お腹の中（腹腔内）にがん細胞がこぼれ落ち、たくさんのがんの塊を作ることを「腹膜播種」と呼びます。「播種」とは「種を播《ま》く」という意味です。無数のがん細胞が、種をまくように広がってしまうのです。

発見時にすでに腹膜播種があることも多く、こうしたケースでは手術ができません。しかし、腹膜播種がなくても、目に見えないレベルでがん細胞がすでに腹腔内に散らばっていれば、術後に腹膜播種という形で再発してしまいます。

また、膵臓がんを手術した後に、がんがあった部位に再発する「局所再発」と呼ばれる再発もよくあります。ある程度進行した膵臓がんの場合、手術で目に見えるがんの塊を切除しても、目に見えないがん細胞が取り残されるケースが多いためです。

外科医がどれほど腕を磨いても、目で見えないがんまで取ることはできません。これが手術という治療の限界なのです。

「再発が起これば、またそれを手術で取ってしまえばいいのでは？」と思った方がいるかもしれませんが、目に見える病変だけを切除することがあまり意味のない行為であることは、「がんは切るべきか切らざるべきか？」の項で書いた通りです。

以上のことから、膵臓がんの治療は依然として厳しい状況です。しかし、その治療法が着実に進歩していることもまた事実です。

近年、3種類の抗がん剤を組み合わせて行う新たな抗がん剤治療が登場したり、術前に抗がん剤治療を行ってある程度がんを叩いてから手術を行う、という新たな治療法が有効であることが報告され、話題を呼びました。

私が医師になってから約10年が経ちますが、このたった10年の間にも、膵臓がん治療は教科書が書き換わるくらい大きく変化しています。多くの医師、医学研究者たちが、日々膵臓がんの治療成績を伸ばすために戦っています。まだ発展途上とはいえ、今後の進歩には大いに期待したいと思います。

免疫療法はがんに効く魔法の治療？

2018年、京都大学の本庶佑《ほんじよたすく》先生がノーベル生理学・医学賞を受賞されました。受賞の対象となった功績は、「PD－1」という分子を世界で初めて報告し、PD－1を阻害する薬である「ニボルマブ（商品名：オプジーボ®）」という薬の開発に尽力されたことでした。この薬は、既存の抗がん剤では効果が乏しかった一部のがんに大きな効果を発揮し、世界に衝撃を与えました。

では、このPD－1という分子と、これを利用したがん免疫療法とはどういうものなのでしようか?

どんながんにも効く夢の治療なのでしょうか?

仕組みをごく簡単に説明するとともに、知っておくべき注意点を書いておきたいと思います。

まず、「免疫」という言葉は誰もがご存じでしょう。体に入ってきた異物を排除する仕組みのことです。

細菌やウイルスが私たちの体の中に入ってきても、免疫機能が正常なら、これらを異物とみなしてやっつけることができます。体の中にがんができたときも同じで、がんを異物とみなすことができれば、免疫によってがんをやっつけることは理論上可能です。

ところが、実際には、風邪が自然に治るように簡単にはがんは治りません。

なぜでしょうか?

その理由の一つに、がん細胞が私たちの免疫にブレーキをかけ、自らが排除されるのを防いでいる、ということがあります。がん細胞が免疫にブレーキをかけて自衛する、その仕組みの一つに関わるのが「PD-1」という分子です。

PD-1は、がん細胞を攻撃するのに重要な役割を果たす「キラーT細胞」の表面にあります。一方、がん細胞の表面にはPD-L1という分子がありますが、これがPD-1と結合すると、キラーT細胞の攻撃にブレーキがかかります。このPD－1とPD－L1が「鍵と鍵穴」のように結合することで、がん細胞が免疫による攻撃から逃れているのです。

それなら、PD－1をブロックしてしまえば、キラーT細胞は本来の攻撃力を取り戻すかもしれない、という発想が生まれます。このPD－1に結合してその働きを妨げる薬が、ニボルマブです。

こうした仕組みを利用してがんを治療する薬を、「免疫チェックポイント阻害薬」と呼びます。

さて、今や免疫療法は、手術、化学療法、放射線治療に次ぐ「第4のがん治療法」と言われています。しかし、誤解しないよう注意しなければならないポイントが、四つあります。

①免疫療法という名前に注意

効果が十分に証明された免疫療法は、免疫チェックポイント阻害薬を含む、ごく一部だけです。

しかし、「免疫療法について知りたい」と思った方がネットで検索すると、自由診療で行われる、医学的根拠がまだ不十分な、高額の「免疫療法」の広告がたくさん並びます。多くの国で承認され、保険診療の範囲で使用できる免疫チェックポイント阻害薬と混同する危険性があるのです。

国立がん研究センターのサイト[*8]では、あえて、

「免疫療法（広義）」

として免疫療法を総称した上で、免疫チェックポイント阻害薬を含むごく一部の免疫療法を、

「免疫療法（効果が証明されている）」

と記載し、わざわざ区別しています。

「今話題の免疫療法！」といった触れ込みであっても、効果が十分に証明された治療であるとは限らないため、注意が必要なのです。

②まだ効果が期待できないがん種は多い

ノーベル賞の話題をきっかけに、病院の外来には、

「私のがんにオプジーボ®使ってくれませんか？」

と言って多くの患者さんがやってきた、という話を耳にしました。

しかし、今の時点で免疫チェックポイント阻害薬は、悪性黒色腫（皮膚がんの一種）や一部の肺がん、腎臓がん、胃がん、一部のリンパ腫、頭頸部がん、尿路上皮がんなど、**限られたが**

ん種にしか効果が証明されていません。

つまり、効果がまだ期待できないがん種も多くあるということです。たとえば、我が国で最も多いがんである大腸がんや、女性に最も多い乳がんは、現時点では効果のあるがん種には含まれていません。

「どんながんにも効く薬」というわけではない、という点に注意する必要があります。

③効く人と効かない人がいる
ノーベル賞受賞の報道があったとき、「夢のがん治療」といったニュアンスで免疫チェックポイント阻害薬を語るメディアがありました。

しかし、免疫チェックポイント阻害薬が保険適用されているがん種であっても、実際に薬を使ってみると効果があまりない、という患者さんは多くいます。**多くのがん種で、効果がある患者さんはせいぜい15〜25%**というのが現実です[*9・10]。

事前に様々な検査を用いて、

「効果が期待できる患者さんに使う」

「効果が期待できない患者さんには使わない」

といった選別を可能にする手法の開発が進められています。

④特有の副作用がある

免疫チェックポイント阻害薬は、人間の免疫にブレーキをかける薬です。よって、本来**私たちの体で正常に作用している免疫機能に異常をきたすような副作用**が現れることがあります。

実際、大腸炎や甲状腺機能障害、1型糖尿病、筋炎など、自己免疫疾患（免疫が自分の体を異物と誤認して攻撃してしまうことで起こる病気）に似た副作用が起こります。

既存の抗がん剤には見られないこれらの副作用は、免疫関連有害事象（irAE）として特別視されています。この副作用に適切に対応できる施設でなくては、免疫チェックポイント阻害薬を使った治療を行うことはできません。

2019年5月、日本臨床腫瘍学会は「一般の皆さまへ：がん免疫療法に関する注意喚起」と題して、誤解されがちな免疫療法について声明を出しました。[*11] その中には、

「免疫チェックポイント阻害薬の治療は、当学会が認定するがん薬物療法専門医のような、当該のがんの化学療法及び副作用発現時の対応に十分な知識と経験を持つ医師がいて、入院などの設備の整った医療機関で受けてください」

と明記されています。

また、**「保険適用にない自由診療で行っている免疫細胞療法やがんワクチン療法**などを受けようとする際には、慎重に対応するようにしてください」とも記載されています。

前述の通り、臨床試験などで十分に効果が証明されていない「免疫療法」と、免疫チェックポイント阻害薬を混同する恐れがあるためです。

もし、ご本人やご家族が免疫療法を受けるときは、身を守るためにも、ここに書いた内容を十分に把握しておいていただきたいと思います。

第四章　いざというとき

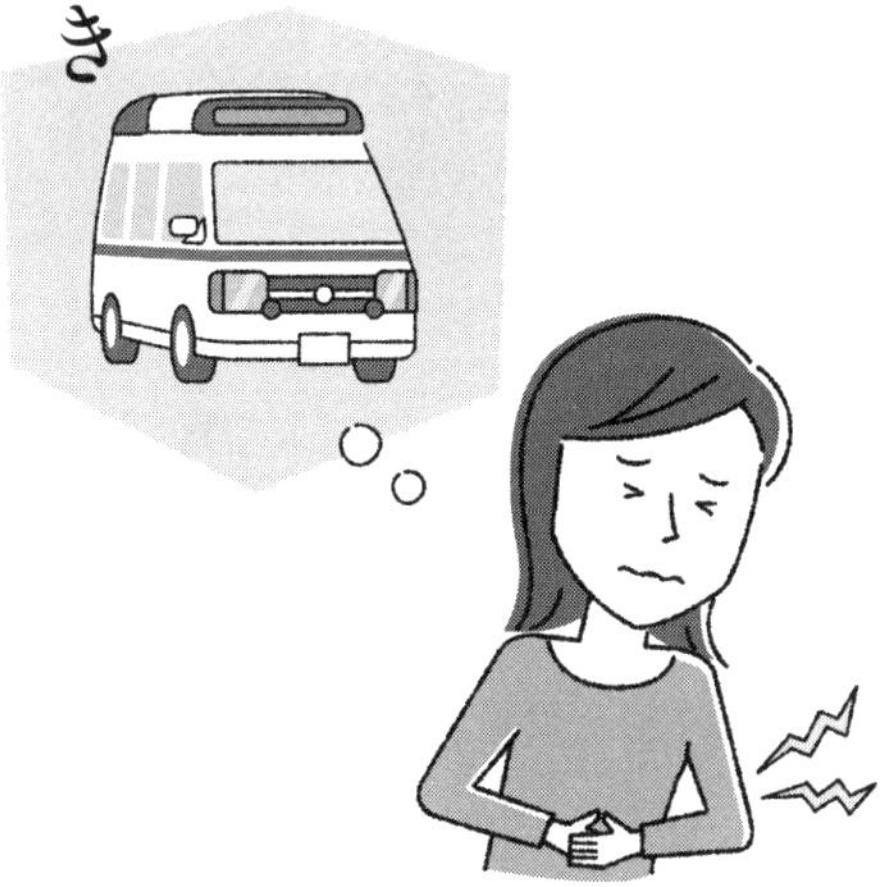

救急車を呼ぶべきか迷ったらどうする?

私が医師になって初めて救急外来で勤務したとき、最初に驚いたのは、病院に到着した救急車から患者さんが歩いて降りてきたことでした。症状は、「家のドアで手を挟んで痛い」でした。

医師になる前は、街中で救急車が停まっているのを見かけたら、思わず「どんな重病人がいるのか」「どんな大ケガをした人がいるのか」と野次馬のように興味を持って見ていました。同時に、「もし自分自身や自分の家族が救急車を呼ばなければならなくなったら……」と思いを巡らせ、軽い恐怖心を抱いていたようにも思います。

そのくらい、私にとって「救急車を呼ぶ」というのは「おおごと」でした。だからこそ、歩いて自分で救急車に乗り、歩いて救急車から降りる人の存在がとても意外に思えたのです。

ところが、研修医として救急外来に毎日勤務するうちに、こうした軽症での救急車利用は、むしろかなり多いということに気づきました(もちろん、歩けるからといって軽症とは限らない、ということも学んだのですが)。

実際、消防庁の調べによれば、救急車の利用の約半数は軽症です。救急車を利用する必要がなく、本来は自力での受診が求められる(あるいはそもそも受診の必要がない)方々が約半数を占めるということです。

全国消防協会では「救急車はタクシーではありません」として救急車の適正利用を呼びかけていますが、依然として救急車を便利な交通手段とみなしている人は多くいます。その一方で、救急車の適正利用を呼びかけることで、本当に必要な人が救急車を呼ぶのをためらってしまう、という問題もあります。

「こんなことで救急車を呼んだら叱られるかと思って……」

と言って、遠慮して救急車を呼べず、何とか自力で病院にたどり着いて緊急入院、という重症の方はたくさんいます。自力で何とか病院にたどり着き、外来で倒れて心肺停止になる、といった事例を経験したこともあります。

救急車の適正利用を強調しすぎると、本来その声が届いてほしい人たちには届かない一方、遠慮がちな人だけを萎縮させてしまい、救急車利用のハードルを上げてしまう、というジレンマがあるのです。今わが国で救急車をよく利用するのは、「救急車を必要とする人」ではなく「救急車を呼ぶのにためらいを感じない人」だという印象があります。

では、そもそも「救急車を呼ぶべきとき」とはどんな場合なのでしょうか？

「軽症での利用は避けよう」と言われても、自分で軽症か重症かの判断が難しい、と考える人も多いでしょう。「自分では軽症だと思っているけれど、実際にはそうでなかったらどうしよう」と不安になる人もいるかもしれません。

実は、この問題を解決するためのツールが三つあります。

一つ目は、**市町村の救急相談窓口**に相談する方法です。**電話番号は「#7119」**で、詳細は各市町村のホームページでも確認できます。「救急車を呼ぶべきか」だけでなく、「近くの救急病院がどこにあるか」や「応急手当てはどうすればよいか」などの相談もできます。24時間、365日態勢で、看護師を中心とした相談員が医師の支援のもと相談に乗ってくれます。

また、小さなお子さんをお持ちの方は、お子さんの症状で救急車を呼ぶべきか判断に困るケースもあると思います。その場合は、小児救急専用の電話相談窓口があります。こちらの番号は「#8000」です。小児救急の電話相談は、地域によって可能な時間帯が異なります（24時間365日対応ではない地域がほとんどです）。普段から、厚生労働省のホームページを確認しておくのがよいかと思います。

ただし、救急相談窓口で相談できるのは、その時点で困っている症状についてだけです。たとえば、病院でもらった薬に関する質問や、普段かかっている病気に関する相談はできませんので、ご注意ください。

二つ目は、消防庁が公開している無料のアプリ「**全国版救急受診アプリ『Q助』**」を利用する方法です。症状を画面上で選択していくと、必要な対応として以下のいずれかが表示されます。

「いますぐ救急車を呼びましょう」
「できるだけ早めに医療機関を受診しましょう」
「緊急ではありませんが医療機関を受診しましょう」
「引き続き、注意して様子をみてください」

この指示に応じて、救急車を呼ぶべきかどうか、医療機関を受診すべきかどうか、といった判断ができる、優れたアプリです。スマホがなくてアプリが使えない、という方は、ウェブ版を使うこともできます。困ったときにすぐに利用できるよう、スマホにアプリをダウンロードしておくか、ウェブサイトをブックマークに登録しておくことをおすすめします。

三つ目は、消防庁が作成している「**救急車利用リーフレット**」(http://www.fdma.go.jp/html/new/kyuukyuusya_riyou_leaflet.pdf)を参照することです。

大人と15歳以下の子どもに分けて、分かりやすいイラストとともに部位別に症状の例が書かれています。

たとえば、「胸や背中」であれば、
「突然の激痛」

「急な息切れ、呼吸困難」
「胸の中央が締め付けられるような、または圧迫されるような痛みが2〜3分続く」
「痛む場所が移動する」
といった症状が、救急車の要請を検討してよいものとして書いてあります。ここに書かれた症状に当てはまる場合は救急車を呼べばいい、という一つの目安にすることができるでしょう。こちらもダウンロードしておき、いつでも参照できるようにしておくことをおすすめします。

もちろんここに書いたことを検討する余裕がないほど症状が強い場合は、迷わず救急車を呼ぶべきです。私は本音としては、救急車を呼ぶかどうか「迷う」ような人は、むしろ迷わずに呼ぶべきだ、と考えています。救急車の適正利用を呼びかける対象となる人たちは、驚くほど軽い症状で、「迷いなく」救急車を呼んでいるからです。

ちなみに、**軽症のときに救急車を使うと、むしろメリットよりデメリットの方が大きい**ことに注意が必要です。まず、どこに連れていかれるか分かりません。当たり前のことですが、タクシーや公共交通機関などを使って自力で受診するメリットは、自分の家から近く利便性の高い病院や、かかりつけの病院を選んで行けることです。

もちろん重症の方の場合は、救急車内で患者さんの診察券などを確認し、かかりつけの病院があれば優先的に搬送を依頼するのが一般的です。しかし軽症の場合は必ずしもそうではなく、軽症患者さんの対応が可能な病院から当たっていくことになります。よって、自分の希望に反して自宅からアクセスの悪い病院に搬送されることもあります。

診察が終われば当然帰りは送ってもらえません。たとえ遠方であっても自力で帰ることになりますし、その交通費は自費です。本人も、同乗した付き添いの家族もそうです。

次回の外来の予約をして帰ることも多く、遠いところや不便なところに搬送されると、次回もその病院まで足を運ばなければならなくなります。近くの病院に紹介状を書いてもらってもよいのですが、結局診察後その手続きのために待ち時間が発生します。

紹介状なしに自分で近くの病院を受診すると、状況をもう一度説明しなければならず、二度手間で面倒です。最初と同じ病院で診てもらえば、初回のカルテもあって説明は不要で、安心感もあるでしょう。

以上の理由から、軽症のときは救急車の使用はかえって不便です。タクシーや公共交通機関を使って病院に行く方がおすすめです。

救急車には手ぶらで乗っても大丈夫?

救急車を利用したことがない方は、救急搬送されるとそのまま入院するケースが多い、というイメージをお持ちかもしれません。しかし実際には、救急車で搬送され、適切な検査や治療を受けたのち自宅に帰る、という患者さんは多くいます。これは、前項で書いたように軽症での搬送が非常に多いためです。

患者さん自身も帰宅時のことをあまり想定しておらず、いざ帰宅する段になって必要な物品がなく慌てるケースもよくあります。救急車を呼ぶようなときは慌てていることが多く、どうしても準備不足になってしまいがちです。

症状が強く、十分な準備をする余裕がないケースも多いとは思いますが、救急車の到着を待っている間に、可能であれば**同居しているご家族や周囲の人に協力してもらって、準備を整えておくのが望ましい**と思います。

一般的な受診前の準備に関しては、第一章にも書いたように、

・お薬手帳を必ず持参する（なければ今飲んでいる薬をすべてそのまま持参）
・診察しやすい服装にする

この2点を必ず守りましょう。

また、可能ならかかりつけの医療機関の診察券も持参しましょう。医療スタッフがご本人から治療中の疾患についてうまく情報を引き出せない場合、診察券の情報をもとにかかりつけ医

療機関に電話で問い合わせを行うことがあるためです。

また、救急車で受診する際に特に注意すべきこととして、
・帰りの靴を忘れないこと
・車椅子や杖など、自力で帰るのに必要な準備をしておくこと
・タクシーや公共交通機関で帰宅することを想定し、交通費を持参すること
・可能な限り家族も一緒に来院すること（できなければ救急車に乗る前に家族に連絡を入れておくこと）
が挙げられます。

病院にはストレッチャー（移動式のベッド）で搬送されることが多いため、帰る段になって靴がないことに気づく患者さんはよくいます。また靴だけでなく、帰りのことを考えた服装（寒い時期の上着など）も忘れないようにしましょう。

もちろん、患者さんの状態が悪く、すぐに手術が必要になったり、入院が必要になったり、といった重症のケースもあります。こういう場合は必ず医師からご家族に連絡を入れ、病院に来ていただくのが一般的です。病状や治療法に関して、直接対面して説明する必要があるためです。

入院する段になって私たちが電話で連絡すると、突然のことでご家族が困惑されるケースはよくあります。突然病院から電話がかかってきて「自分の家族が救急車で運ばれた」と言われたら驚くのは当然でしょう。医師からの大切な話も頭に入ってこないかもしれません。救急車を利用して受診する際は、搬送前にその旨をご家族に伝えておくのが望ましいでしょう。

また、ご本人が動けない場合、ご家族の方が入院の説明を受け、入院手続きなどを行うことがあります。こうした作業をする手が必要、という意味でも、ご家族の来院は必須、とお考えください。

救急車を使うとすぐに診てもらえるのか？

救急車で来た患者さんが待合室で待たされ、憤慨されることが時々あります。救急車を使うとすぐに診てもらえる、と誤解しているケースです。実際には、**救急車で来ても自力で来ても、病状が同じなら待たされる時間は同じ**、ということが一般的です。

救急搬送前には、救急車内で重症度を確認した救急隊のスタッフが、受け入れ先の病院の医療者にその情報を電話で伝えます。病院側が軽症と判断すれば、まず受付に来てもらい、看護師などのスタッフが再度軽症であることを確認します。これが確認できれば、歩いて病院にやってきた方と同じように順番待ちをしていただきます。

診てもらえる順番はあくまでも病気の重症度による、ということです。

こう書くと、

「軽い症状やケガで救急車を呼んだとき、待たずに診察してもらえたことがある」

と思った人がいるかもしれませんね。

おそらくそのときは、他に患者さんがいなかっただけか、救急患者が少ない病院に運ばれたか、のいずれかと考えられます。つまり、救急車を使わず自力で受診していたとしても待ち時間はなかったはずなのです。


そもそも救急外来は、救急車で受診したかどうかにかかわらず待ち時間が長いのが一般的です。休日や夜間は外来を開けている病院が少なく、限られた病院に患者さんが集中しやすくなっているからです。

特に連休中は、「休みが続いてしばらく外来に行けないから救急外来に行っておこう」という発想の方が増えるため、かなり混みます。連休中は2〜3時間待ちが普通、というケースも少なくないでしょう。働く医師の方も激務です。

一般外来より長い待ち時間に耐える必要が時にあり、かつ日によっては、大変申し訳ないのですが、疲弊した医師に診療される可能性がある、というのも救急外来の欠点と言えます。

救急外来に行くと救急専門の医師に診てもらえる?

「コード・ブルー」や「救命病棟24時」のような、救急医療の現場を舞台としたドラマのイメージが強いためか、救急外来では「救急医療の専門家」が診てくれる、と思っている方が時々います。実際には、世の中の大半の病院に救急外来「専属」の医師はいません。

医療ドラマのように救急の専門家が多くいて、救急外来の全患者を救急医が診療しているのはごく限られた施設だけです。

では誰が診ているのでしょうか?

多くの場合、**各科の医師が持ち回り**で診ています。こういうシステムを「各科相乗り型救急」と呼びます。日本の病院の大部分はこのタイプの救急医療を行っています[*1]。

専属の救急医がいる病院なら、救急医がシフトを組んで、平日・休日、日中・夜間問わず24時間体制で診ることができます。一方、救急医不在の各科相乗り型の病院ではそれができません。平日の日中なら、症状に合った科のその日の救急当番の医師が診ますが、夜間や祝日は各科の医師は不在です。そこで、ローテーション表が作られ、外科系1人、内科系1人、研修医2人のような形で分担して勤務しています(ルールは病院によって様々です)。

よって、休日や夜間に足をケガして救急外来に行っても、その日に診てくれる外科系医師は消化器外科医かもしれないし、乳腺外科医かもしれないし、泌尿器科医かもしれません。「整形外科医に診てほしい！」と思っても、その希望が叶うのは、「外科系医師のローテーションで偶然その日が整形外科医担当であったときだけ」です。

「そんなことでは困る！」と思った方は、もう少し読み進めてみてください。

休日や夜間の救急外来の目的は二つあります。

・専門科医師へ引き継ぐための応急処置

・専門科医師が診る必要があるかどうかの緊急性の判断

です。

具体的には以下のような流れです。

ケガや病気に対して診察・検査を行い、重症度を判断

←

軽症なら応急処置のみ行い、平日の専門科の外来を予約する

重症なら（緊急性が高ければ）その場で専門科の医師を呼び出して治療を依頼する

常に専門科の医師が全員揃っていて診療可能という状態を、休日や夜間まで実現するほどの

マンパワーはありません。むしろ、「その必要はない」とも考えられています。休日や夜間に専門科の医師が診なくてはならないほど緊急性の高い状態の患者さんは少ないからです。

必要なときに呼び出せば十分なのに、仕事のない医師を勤務させると人件費が無駄に多くかかります。このコストは将来的に患者さんの負担となって跳ね返ります。

軽症の方にとっては、あくまで**救急外来は「一般外来へのつなぎ」の役割しかない**、ということをご理解いただきたいと思います。

なお、病院によっては産婦人科医、小児科医が単独で夜間・休日のローテーションを組んでいるところもあります。このタイプの病院だと、妊婦や産科疾患の患者さんは産婦人科医が、子どもは小児科医が診てくれます。ただし、この体制を作るためには、産婦人科医、小児科医がそれなりの人数いなくてはなりません。

また、小児急病センターなど、小児科医だけが勤務する救急施設もあります。

医療機関によって役割はやや異なるものの、救急外来の原則については、ここに書いた内容を知っておくとよいと思います。

救急外来で精密検査はしてもらえるのか?

救急外来では、前述の通り、急を要する病状でない限り応急処置のみを行って平日日中の一般外来に引き継ぎます。

ところが、救急外来のこうしたコンセプトを十分に知らない方は、救急外来の役割を一般外来と同じであると誤解して受診することがよくあります。

「平日は仕事で忙しくて一般外来に行く時間がなかったから休日の救急外来を受診した」というケースや、「1カ月ほど前から続く慢性的な症状の原因を調べてもらうために受診した」というケースがよくあるのです。

救急外来では、緊急検査が必要な方を除いては、**精密検査を行って症状の原因を調べたり、専門的な治療を始めたりすることはありません**。緊急性がない場合は、あらためて平日に受診するようすすめられることになります。

休日や夜間は検査を担当する検査技師が不在である病院も多く、その場合は、緊急時のみ医師が自宅にいる検査技師を呼び出して検査を行う、という流れになっています。

また、前項でお話しした通り、救急外来には専門科の医師がいないため、専門的な検査の必要性を判断したり、結果を適切に解釈したりするのが難しくなります。ある程度できたとしても、結局専門科の医師への相談（コンサルト）が必要になります。

したがって、緊急時を除いては、やはり一般外来を受診する方が望ましいと言えるでしょう。

余談ですが、救急外来に関して、他に知っておいていただきたい情報を書いておきます。

まず、救急外来では一般外来とまったく同じ治療を受けても**医療費が高くつきます**。定められた診療時間以外の受診では、時間外加算や休日加算、深夜加算といった、医療費を割増しする仕組みがあるからです。

価格の詳細は割愛しますが、一般外来を受診できるのにわざわざ救急外来を受診するのは、コスト面でも不利だと言えます。

また、**薬の処方も限られた日数しかできません**。救急外来はあくまで一般外来へのつなぎであり、次に同じ救急外来で同じ医師が経過を見る、ということが想定されていません。救急外来では日によって異なる医師が勤務していますし、後日の救急外来の予約を取る、ということもできません。

その一方で、薬を何週間分も出してその後は放置、というわけにはいきません。そこで、次回の一般外来の予約を取ってその日まで短期間だけ薬を出す、という形を取るのが一般的です。

定期的に処方されている薬がなくなり、夜間や休日の救急外来に薬をもらうためにやってくる方がいますが、この場合でも、1カ月や2カ月といった長期にわたる処方はできません。直近の外来日までの数日間分が限度です。

以上のようなことをご理解いただいたうえで、救急外来を上手に利用する必要があります。

救急外来で研修医に診られた！ 大丈夫なの？

救急外来に行ったら研修医に診られた、という経験をお持ちの方は多いのではないでしょうか？ 救急外来は、多くの病院で教育の場となっており、指導医の監督下ではありますが、**研修医が診療することが多い傾向**にあります。

研修医はまだ専門領域の知識が乏しいため、専門科の一般外来で、前線に出すわけにはいきません。しかし救急外来は、前述の通り、応急処置を行って一般外来に引き継いだり、急を要する病状かどうかを判断して専門科の医師に相談したりするのが目的です。研修医にとっては、全身を診察したうえで、患者さんに対する初期対応を学ぶことができる場でもあるのです。

ここまで読んで、

「勉強のために研修医に診療させるなんてけしからん！」

と思った方がいるかもしれませんね。

しかし、どんな名医でも最初は初心者です。医師を教育しなければ未来の患者さんは救えません。医療のクオリティを落とさずに教育を行いやすいのが救急外来だ、とも言えます。

最終判断は指導医が行いますし、判断が怪しければ指導医が診察し直します。患者さんにリスクが生じないよう最大限の注意を払うため、ことさらに心配する必要はありませんが、救急外来のこうした事情は知っておいた方がよいでしょう。

目の前で人が倒れたら救急車を呼ぶだけでいい?

次は、自分の受診ではなく、他人の「いざというとき」について解説しましょう。

以前、大相撲の巡業先で、土俵上で挨拶中に倒れた市長を救助した女性に、行司が土俵から降りるよう繰り返しアナウンスし、物議をかもしたことがありました。土俵の上は「女人禁制」とはいえ、「人命より伝統を優先するのか?」と批判されたのです。

私はこの映像を見たとき、「議論すべきなのはそこではない」と感じました。

映像に映っていたのは、市長を囲む男性たちを押しのけるようにして市長のもとに行き、心臓マッサージ(胸骨圧迫)を開始する女性の姿でした。客席にいた女性が土俵に上がったのは、倒れた市長の周りにいた男性たちが市長を取り囲んだまま何もしようとしなかったからです。

批判の対象とすべきなのは、人命より伝統を重んじた協会の体質よりむしろ、この事態に対して関係者が「気が動転して適切な対応ができない」という危機管理の甘さにあります。

相撲のように肥満した男性が激しい運動を行う現場では、心血管系のトラブルが起こるリスクはあまりにも高いと言えます。そもそもプロスポーツの現場で、人が倒れたときに周囲の人間が何をすべきかを、関係者が誰一人知らなかった（あるいは知っていたが誰も動けなかった）というのも、ある意味衝撃的です。

さて、こうしたスポーツの現場に限らず、「目の前で人が倒れる」という状況に遭遇する可能性は誰にでもあります。

こういう場面に出くわしたとき、一体何をすればいいのでしょうか？

まずは救急車を呼ぶとしても、すぐには来てくれません。待っている間、何をすればいいでしょうか？

そばにいた人がどう動くかは、患者さんの予後（どのくらい生きられるか）に大きな影響を与えます。万が一の事態に備え、どのように行動すべきかを知っておく必要があります。

ではまず、次ページの図表7をご覧ください。

この図表は、意識のない人を見つけたり、目の前で人が倒れたりしたときにすべき応急処置の、一連の流れを示したものです。これを、一次救命処置（BLS：Basic Life Support）と呼びます。詳しい説明は不要なくらい、シンプルで分かりやすい図ではないでしょうか。

BLSは、医療関係者以外でも行わなければならない処置だとされています。なぜなら、救急車が到着するまでに一般人が適切な処置を行えば、患者さんが生きられる確率が高まること

図表7　目の前で人が倒れたらどうするか?

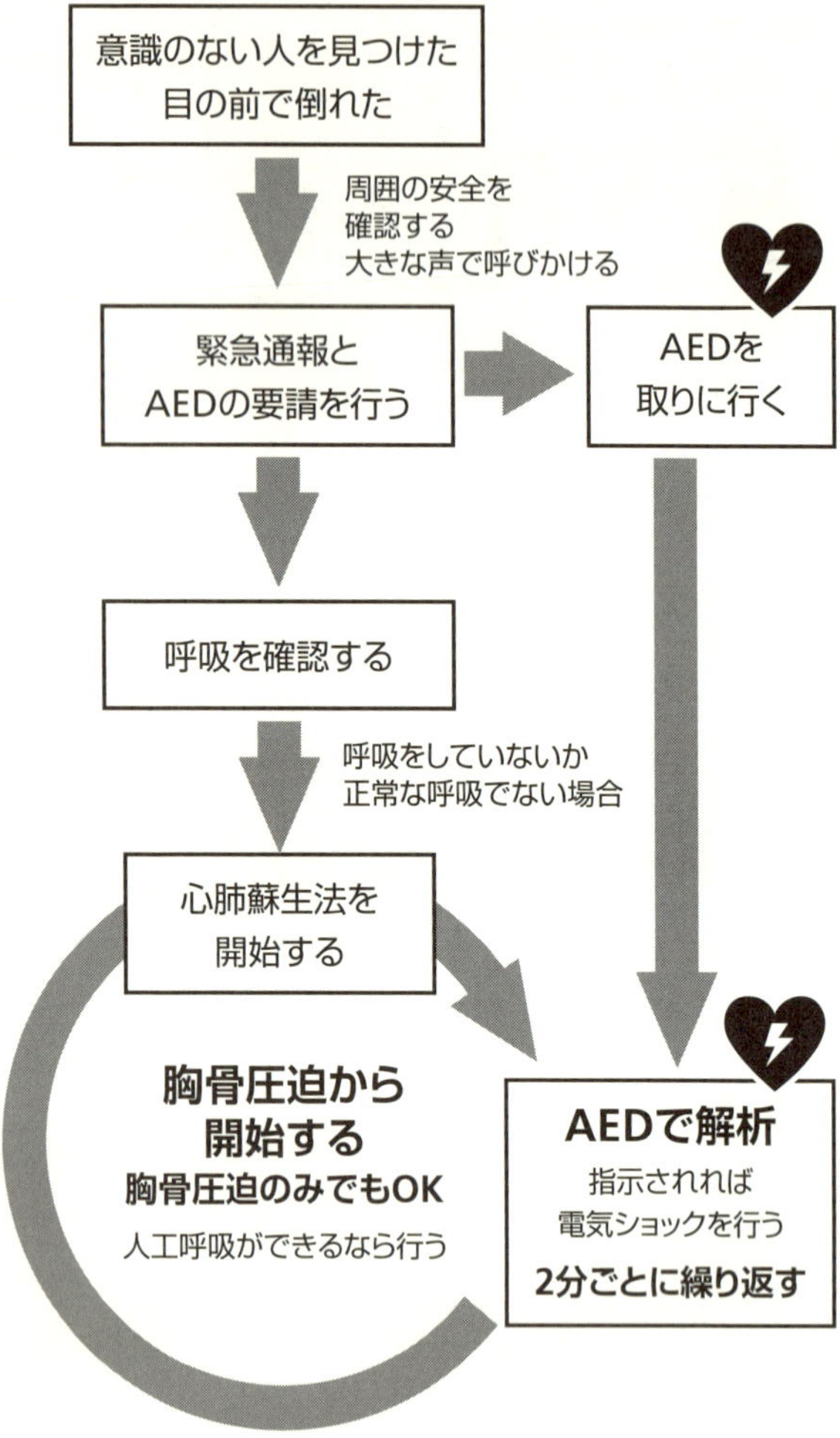

出典：日本ACLS協会ホームページ

が分かっているからです。

中でも重要なのが**心臓マッサージ（胸骨圧迫）**です。人工呼吸は、「可能であれば」という位置づけです。判断に自信がなくても、とにかく胸骨圧迫を行うことが大切です。

胸骨圧迫の一つの目的は、止まってしまった心臓を外から繰り返し圧迫することで、心臓のポンプ機能を代替することです。本来自動で働かなくてはならないポンプを、体外からいわば「手動」で働かせることで、通常の約30％の血液が心臓から拍出できる、と言われています。これによって脳への血流がかろうじて保たれるわけです。

脳は酸素不足に対して非常にデリケートな臓器です。心停止によって脳への酸素供給が途絶えると、3～5分で脳の障害が始まります。こうなると、仮に心拍が再開したとしても脳に後遺症が生じ、場合によっては永久に意識が戻らなくなります。

一方、図表で示されるように、同時に**AED**を装着し、電気ショックが必要な波形かどうかを判断させます。

AEDは、電気ショックの必要がある場合のみ音声で教えてくれるので、まったく仕組みを知らない人でも使える器械です。図表にあるように、AEDでの解析を2分ごとに繰り返し、電気ショックが必要な状態になれば電気ショック、そうでなければ胸骨圧迫を継続する、という流れになります。

繰り返しますが、ＡＥＤは電気ショックが必要かどうかを自動で判断し、音声で指示してくれます。指示があれば、それに従ってボタンを押すだけです。電気ショックが必要かどうかを周囲の人が判断する必要はありません。ＡＥＤを使う人に、複雑な医学知識や判断力は要求されないのです。

心肺停止時は、周囲の人による心肺蘇生が行われたかどうかが生死を分けます。万が一のときに慌てずに済むよう、この図表をぜひ頭に入れておいていただければと思います。

第五章

薬の知識

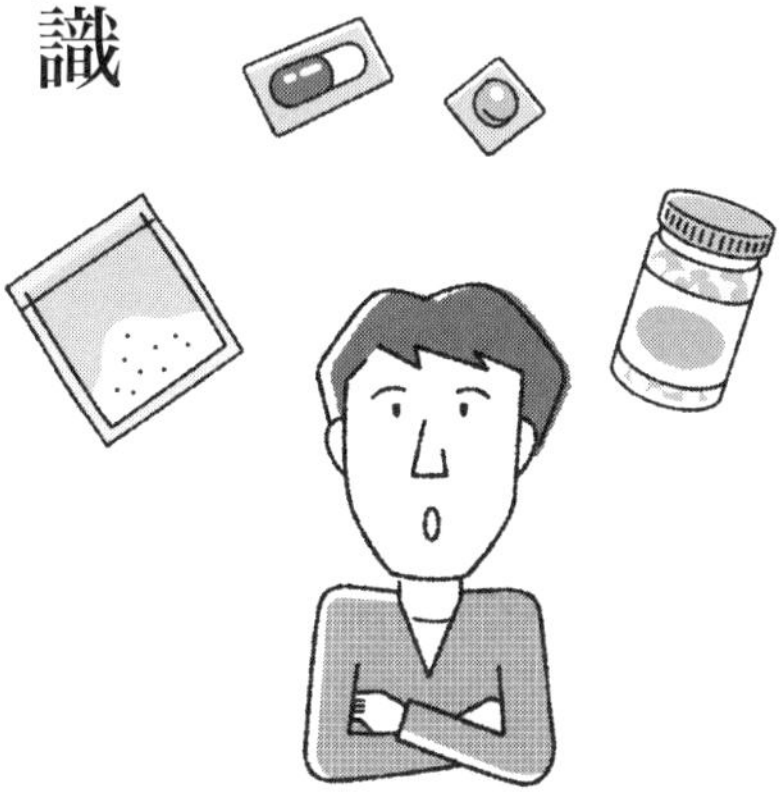

薬局で買える薬と病院で処方される薬は何が違う?

薬が欲しいと思ったとき、薬局で買うのと、病院で処方してもらうのとではどちらがいいのでしょうか?

医師の処方箋なしで、薬局やドラッグストアで買える薬のことをOTC(Over The Counter)薬と呼びます。昔は、「大衆薬」や「市販薬」と呼ばれていたこともありますが、近年は「OTC薬」と呼ぶのが一般的です。

OTC薬と、病院で処方される薬の違いを考えるうえで重要なポイントは三つあります。

一つ目は、**「薬局で買えるOTC薬と病院で処方される薬がほぼ同じ」**というパターンです。たとえば、薬局で売っている「ロキソニン®S錠」は、解熱鎮痛薬として病院で処方されるロキソニン®錠(一般名:ロキソプロフェン)と成分、成分量などが同じです(添加物や錠剤の形・大きさも同じ)。ロキソプロフェンが欲しい、というだけであれば、病院に処方してもらいに行く方が時間も労力もかかるため、薬局で買うことをおすすめします。他にも、アレルギーの薬であるアレグラ®(一般名:フェキソフェナジン)は、こうしたパターンに含まれます。

　二つ目は、「**ほぼ同じ薬だが成分量が少し違う**」というパターンです。同じ成分が含まれていても、ＯＴＣ薬は病院で処方される薬よりも成分量が少ないことがあります。
　たとえば、風邪薬のＯＴＣ薬に「パイロン®ＰＬ顆粒」というものがあります。病院で処方される「ＰＬ配合顆粒」と成分はほぼ同じですが、１包あたりに含まれている成分量や１日あたりの服用回数がＯＴＣ薬の方が少なく設定されています。

〈パイロン®ＰＬ顆粒／ＰＬ配合顆粒　１包あたりの成分量〉
・サリチルアミド　２１６mg／２７０mg
・アセトアミノフェン　１２０mg／１５０mg
・無水カフェイン　48mg／60mg
・プロメタジンメチレンジサリチル酸塩　10・８mg／13・５mg
〈用法〉
・ＯＴＣ薬のパイロン®ＰＬ顆粒：１回１包（０・８ｇ）を１日３回内服
・病院で処方されるＰＬ配合顆粒：１回１包（１ｇ）を１日４回内服

　ＯＴＣ薬は医師に診察してもらうことなく手に入れられる分、より副作用の危険性が低くなるよう設定されている、と考えるとよいでしょう。成分は同じですから、風邪症状がOTC薬である程度抑えられるのであれば、病院にわざわざ行く必要はありません。前述の通り病院では時間と労力がかかるうえに、他の患者さんとの間で感染リスクもありますし、長時間待つことで風邪を悪化させるリスクもあります。

以上の二つのパターンは、可能であればOTC薬をうまく活用したいケースです。

近年、「セルフメディケーション」という考え方が広まってきています。セルフメディケーションの定義は、「自分自身の健康に責任を持ち、軽度な身体の不調は自分で手当てすること」です（世界保健機関〈WHO〉の定義）。病院にかからなくてもいいような軽症の病気は、OTC薬をうまく利用して対応できます。セルフメディケーションにより、軽い症状で病院に来る人が減ることで、本来病院でしか治療できないような重症患者さんへの診療をスムーズに行うことができます。

2017年からは、「セルフメディケーション税制」という制度も導入されています。特定のOTC薬（スイッチOTC医薬品：医療用から一般用に切り替えた〈スイッチした〉薬）の購入に支払った金額が年間1万2000円を超えるときは、その超える部分の金額（上限8万8000円）が所得から控除されるという、税制面での優遇があるのです。

もちろん「セルフメディケーション」とは、医学的知識を身につけて自力で薬を選ぶ行為をすすめているものではありません。薬剤師や登録販売者に相談し、適切な情報提供を受けたうえで自分の症状に合った薬を選ぶ、という習慣を身につけることが望ましい、と考えられているのです。

OTC（Over The Counter）という言葉を直訳すると、「カウンター越しに」となります。まさに「薬局のカウンター越しに、専門家の意見を聞いたうえで選ぶ薬」ということを指すのですね。

さて、最後に三つ目のパターンとして、「**薬局では売っていない、処方箋がないと手に入らない薬**」を挙げます。専門的なマネジメントが必要な薬は、本当に処方すべきかどうかを医師が適切に判断しなければなりません。

たとえば、抗菌薬（抗生物質）は、処方箋がなければ手に入りません。抗菌薬には、吐き気や下痢、アレルギーなどといった危険な副作用リスクがあります。副作用リスクより、得られるメリットの方が大きい、と予想されるときだけしか使用すべきではありません。

また、病状に合わせて、たくさんの種類の抗菌薬から適切なものを選び出さねばならない、という医学的判断の難しさもあります。不適切な選択をすると、効果が乏しいだけでなく、耐性菌を生み出す危険性もあります。

さらには、腎臓や肝臓の機能が悪い方に処方する場合、その重症度に応じて分量を微調整しなくてはならない抗菌薬もあります。こうした難しい判断を薬局で行うことは困難ですから、抗菌薬はOTC薬に採用されていないのです。

また、胃薬の中には、薬局で買えるOTC薬と処方箋がないと手に入らない薬があります。たとえば、一部の胃粘膜保護薬（スクラルファートなど）や、胃酸の分泌を抑える作用を持つH2受容体拮抗薬というタイプの薬（ファモチジン）は、OTC薬として薬局で買うことができます（内服可能な成分量はOTC薬の方が少ない。それぞれのOTC薬の例は、「スクラート胃腸薬」「ガスター10®」）。

一方、胃酸の分泌を効率良く抑えることのできるプロトンポンプ阻害薬（PPI）というタイプの胃薬（オメプラール®、タケプロン®、ネキシウム®、パリエット®など）は、病院でしか処方できません。

たとえば、胸焼けを起こす胃食道逆流症（食道に炎症を起こすと「逆流性食道炎」）という病気は、プロトンポンプ阻害薬を使えば80〜90％が治るとされていますが、H2受容体拮抗薬を使用したときの治癒率は40〜70％程度です。[*1] 効果が不十分なままOTC薬を使い続けていると、いつまで経っても治らないどころか、悪化するリスクもあります。

以上のことをまとめます。

まず薬には前述の三つのパターンがあることを頭に入れておきましょう。そして、軽い症状であれば薬局にいる専門家を利用してＯＴＣ薬を上手に使い、症状が強い、長引いている、というケースでは、医師の診察のもとで病院でしか処方できない薬で対応しましょう。

ＯＴＣ薬と処方薬を上手に使い分けることが大切です。

先発品とジェネリック医薬品（後発医薬品）のどちらを選ぶのがいい？

薬を選ぶとき先発品とジェネリック医薬品のどちらを選ぶのがいいのでしょうか？　実は、その答えはシンプルなものではありません。それぞれにメリット、デメリットがあるためです。

まず、ジェネリックのメリットとは何でしょうか？

最大のメリットは、何といっても**値段が安い**ことです。

ジェネリック医薬品とは、「先発医薬品と同一の有効成分を同一量含み、同一経路から投与する製剤で、効能・効果、用法・用量が原則的に同一であり、先発医薬品と同等の臨床効果・作用が得られる医薬品」と、厚労省が定義しています[*2]。先発品の特許（20年間）が切れた医薬品を、他の製薬会社が製造し、販売しているもののことですね。開発にかかる費用の上乗せがない分、薬価が安くなる、という特徴があります。

前述の通り有効成分は「まったく同じ」であり、体内に入った後その成分がどういう作用を示すのか、といった部分までまったく同じであることが科学的に証明されています。これを示す試験のことを「生物学的同等性試験」と呼びます。この試験データや、品質や安定性を示す試験のデータなどが厚労省に認められて初めて、製薬会社はジェネリックを販売することができます。

したがってジェネリックには、「同じ効果なのに安い」という当然のメリットがあるわけです。患者さんのお財布に優しいうえに、わが国の恵まれた医療保険制度をこれからも維持していく目的でも、ジェネリックの使用を推進する意義は十分にあります。

またジェネリックは、**服用のしやすさに配慮したものがある**、というメリットもあります。

たとえば、先発品が水を使って飲み込む錠剤であったものを、口の中で溶ける錠剤（OD錠）にしたり、大きすぎて飲みにくかった錠剤を小型化したり、ゼリー製剤にしたりと、改良したジェネリックがあります。細粒の中に含まれる有効成分の濃度を増やすことによって、患者さんが一度に飲む量を減らすことができる、というメリットを持つジェネリックもあります。

特に、毎日お腹いっぱいになるくらいたくさんの薬を飲まねばならないご高齢の患者さんにとっては、こうした「飲みやすさ」はとても大きなメリットになります。飲みにくい薬だと、処方しても患者さんが飲めなかったり、飲み方をきちんと守れていなかったりするケースが多くあります。処方した薬を正確に服用できなければ、効果が乏しいだけでなく「副作用リスクだけを被っている」という点で、「飲まないより悪い」と言えます。

ジェネリックのこうした利点を生かし、普段使用する薬の中にジェネリックを上手に取り込んでいくことは、医療現場ではとても大切です。

では逆に、ジェネリックのデメリットとは何でしょうか？

これは、**「まったく同じ薬というわけではない」ということにつきる**でしょう。

たとえば、有効成分がまったく同じジェネリックでも、先発品とは異なる添加物を使用しているケースがあります。患者さんによっては、こうした添加物にアレルギーのある人がまれにいるため、服用したときに先発品とは体が異なる反応を示す可能性はあります。

もちろん、先発品であっても添加物を変更するケースはあるため、これは「ジェネリックにしかないリスク」というわけではありません（最近では「オーソライズドジェネリック（AG）」という、有効成分だけでなく原薬、添加物、製造方法も含め先発品とまったく同じ、というジェネリックも増えています）。

また、「異なる薬を内服する」ということへの心理的な抵抗感が、効果に悪影響を及ぼす可能性があります。たとえば、ある薬を処方する際に、医師が「この薬の副作用には吐き気がありますよ」と伝えると、たとえ服用したものが偽薬（偽の薬）であっても吐き気を起こしてしまう、という現象が知られています。こうした心理的な要因が及ぼす負の効果を「ノセボ効果」と呼びます。

一方、「この薬で症状が良くなりますよ」と伝えると、偽薬であっても症状が良くなってしまう、ということもあります。こういった好ましい効果を「プラセボ効果」と呼びます。

心理的な要因で起こるこのような効果を、単なる「気のせい」だと軽視してはなりません。私たち医療者は、こうした効果に対しても慎重に対応しなければなりません。ジェネリックに対して抵抗を感じる患者さんには、丁寧な説明が必要であるとともに、それでも抵抗感がぬぐいきれない患者さんに対しては、先発品を使う必要があるでしょう。

以上のことから、ジェネリックのメリット、デメリットを医療者が十分に説明し、患者さんが理解したうえで上手に利用することが現場では求められます。「先発品は高いから避けるべき」「ジェネリックは怖いからダメだ」というように、**議論を単純化してしまうことは、患者さんにとってはかえってメリットを奪う行為**だと言えます。

新しいものや、得体の知れないものに対して恐れや拒否感を抱くのは、誰しも自然なことです。こうした感情を医師・患者間できちんと共有し、メリットとデメリットを丁寧に比較したうえで結論を出すことが大切です。

生活習慣病の薬は一度飲み始めるとやめられないのか？

患者さんから、

「高血圧の薬は一度飲み始めると一生やめられないんですよね？」

と聞かれることがよくあります。

高血圧や糖尿病、脂質異常症（コレステロールや中性脂肪の値が高くなる病気）などの生活習慣病で薬を飲み始めてしまうとやめられなくなるから飲みたくない、という方も多くいます。

実際、生活習慣病の薬はやめることができないのでしょうか？


その疑問にお答えするためには、まず、「なぜ生活習慣病の薬を飲む必要があるのか」ということから解説する必要があります。

生活習慣病の代表的な存在である高血圧、糖尿病、脂質異常症には共通点があります。

それは、

・かなり重症になるまで自覚症状がまったくない
・治療しないと命に関わる病気に発展する

という2点です。

たとえば、血糖値が上がっても、基準範囲を大きく超えない限り自覚症状はまったくありませんが、慢性的な高血糖に体がさらされていると、動脈硬化をはじめ、全身の様々な臓器に障害が現れてきます。

中でも、糖尿病の患者さんに起こる問題として重要なのが、神経障害、眼障害、腎障害です。私たちは医学生の頃に、これらの頭文字を取って「しめじ」という語呂合わせで覚えます。

厚労省の調査によれば、糖尿病は失明の原因の12・8%を占め、第3位となっています（第1位は緑内障〈28・6%〉、第2位は網膜色素変性〈14・0%〉）。[*3]

また、腎臓の障害が徐々に進行すると、最終的には透析をしないと生きていけなくなってしまいます。透析を導入する原因のうち、糖尿病は43・5%を占め、第1位となっています。

高血圧も同じです。よほど重度でない限り、血圧が高くても自覚症状はまったくありません。ところが、高血圧は動脈硬化の原因となり、脳出血や脳梗塞、大動脈瘤、心筋梗塞など、命を失う危険性のある病気を引き起こします。血圧が慢性的に高いと心臓に負担がかかり、心不全を引き起こすこともあります。

脂質異常症も、同様の特徴を持っています。本書をお読みの方の中には、「コレステロールや中性脂肪の数値が高い」と言われたことがある方も多いと思いますが、誰一人自覚症状はないはずです。しかし、脂質異常症も動脈硬化のリスクの一つであり、高血圧と同様に脳血管や心血管に障害を引き起こします。

わが国の死因第1位はがん（悪性新生物）ですが、2位には心疾患、4位には脳血管疾患がランクインしています（3位は老衰）。まさに、生活習慣病はがんと同じく、命を奪う大きなリスクとなる病気なのです。

これほど危険な病気であるにもかかわらず、**「特に症状がないまま徐々に体が蝕まれていく」**というのが、生活習慣病の恐ろしいところです。したがって、症状がないうちに、大きな病気を予防するための治療を受け、血圧や血糖値、コレステロール、中性脂肪の値を安定させておく必要があるわけです。

ただし、重い病気に発展するのを予防するために必要なのは、「薬を飲むこと」だけではありません。「生活習慣病」という名が示す通り、生活習慣の改善こそが大切です。食事の量をきちんと管理して摂取エネルギーを抑え、適度に運動することが、生活習慣病の予防と治療には有効です。

よって、冒頭の「薬を飲み始めたらやめられないか」という質問に対しては、**「生活習慣の改善によって薬を減量できることがあり、場合によっては中止できる可能性もある」**というのが答えです。

もちろん、薬なしでは病状を安定させることができない人が多いのは事実です。高血圧や糖尿病の方で、複数の種類の降圧薬や糖尿病の薬を組み合わせて飲んでいる人はたくさんいます。

しかし、「やめられないものだから」といって薬のみに頼るのではなく、自らの努力で薬の減量を目指すことが大切です。自覚症状のない病気の管理は難しいものですが、長く生きるためには生活習慣を整えることが最も大切、と言っても過言ではないでしょう。

高血圧の薬は本当に飲まないといけないのか?

高血圧はかつて、「年齢＋90」が目安とされていました。その後、1987年に厚労省（当時は厚生省）が「180／100」（単位は㎜Hg　以下略）という基準を設けました。今よりずいぶん緩い基準です。

ところが、それ以降は学会主導で高血圧の基準が徐々に下げられてきました。2000年に日本高血圧学会が「140／90以上を高血圧と判定する」という厳しい基準を設定し、高血圧と診断される患者さんが増加しました。2017年には、アメリカで高血圧の診断基準が一段と厳しくなり、130／80以上が高血圧と診断されるようになりました。

　この背景を踏まえ、2019年に日本でも降圧目標が変更され、従来75歳未満の方は140／90未満が目標だったものが、130／80に引き下げられています（75歳以上は150／90から140／90に引き下げ。高血圧の基準そのものは140／90で据え置き）*4。

　こうした経緯から、「高血圧の基準が下げられてきたのは、患者を増やすための製薬会社の陰謀だ」「高血圧は医師と製薬会社によって作られた病気だ」といった意見がよく聞かれるようになりました。「副作用が怖いから降圧薬は飲まない方がいい」という意見も頻繁に聞かれます。

　誰しも、できる限り薬は飲みたくないでしょう。「高血圧は放置していい。薬は飲まなくてもいい」というのは、何とも聞こえのいい言葉です。

　しかし、真偽のはっきりしない意見を信じて高血圧を放置し、心血管疾患や脳血管疾患（脳卒中）で命を落とすことになっては元も子もありません。わが国では、高血圧に起因する心血管疾患や脳血管疾患で毎年10万人が亡くなっています。身を守るためにも、正確な情報をきちんと頭に入れておく必要があるでしょう。

　まず、前項でも書いた通り、高血圧は自覚症状のない病気です。血圧を測定しない限り、自分の血圧が高いかどうかを知ることはできません。よって「血圧を測る」という概念がなかった頃は、「血圧の高い状態」は「病気」ではありませんでした。かつて、血圧の高い状態を多くの人が自覚しないまま放置していた時代があったということです。

ところが、1960年代に行われた臨床試験で、血圧の高い人が降圧薬で血圧を下げると、心血管疾患や脳血管疾患が確実に減る、ということが分かりました。このときに、「高血圧」という「病気」が生まれたことになります。

よって「高血圧は医師と製薬会社によって作られた病気だ」という意見については、「その通りであるし、そもそも多くの病気は医学の進歩によって『作られた』ものである」として、むしろ肯定したいと考えます。「これまで異常だと認識すらされていなかった状態」を「異常」とみなせるようになったことこそ、紛れもない医学の進歩だからです。

特に、自覚症状がないにもかかわらず寿命をすり減らす生活習慣病は、その代表的な存在です。こうした異常を「病気」として認識できるようになったことで、人の寿命は延びてきたわけです。

さて、「高血圧の方は血圧を下げた方がいい」ということは分かったとして、今度は「血圧をどのくらいまで下げればいいのか？」という疑問が生まれます。もう少し分かりやすく書くと、

「血圧は下げれば下げるほどいいのか？」
「どこまで下げれば、『これ以上は下げても意味がない』という地点に到達するのか？」
ということを知りたい、という動機が生まれます。

そこで、多くの患者さんのデータを集めて臨床研究を行うことになります。たとえば、血圧を160以下にすると心血管疾患が減ると分かれば160以下を降圧目標にすべきだ、ということが分かりますし、150以下にすると脳血管疾患が減ると分かれば150以下を降圧目標にすべきだ、という話になります。こうした流れで、目標とすべき値は下がってくるわけです。

「血圧の高い人が病気になりやすいかどうか」を正確に知るためには、患者さんを数年から十数年先まで追跡しなければなりません。血圧が高くなったからといって急に病気を発症するわけではなく、慢性的な高血圧に長年さらされることが、病気の発症リスクになるからです。

よって、国民に推奨できるような確固たる降圧目標を定めるには、かなり時間がかかります。高血圧は、病気だと認識されるようになってまだ50年余りしか経ちません。その点で、高血圧治療はまだ発展途上だと考えるべきです。新たな事実が判明するたび基準が変わるのは当然のことですし、むしろ医学が健全に進歩していると考えるべきでしょう。

ちなみに、前述のアメリカの基準も、多くの大規模な臨床研究の結果を統合して得られたものです。第三章で書いた通り、大規模な臨床研究に裏付けられた数字は、一人の経験豊富な専門家の意見より、はるかに信頼性の高いものです。こうした研究結果が現場に次々と取り入れられることによって、医療の質は向上します。

また、基準を超えていたら即座に薬を飲まなければならない、というわけではありません。まずは、薬を飲まずに生活習慣の改善を目指した方がよいケースも多々あります。

生活習慣の改善とは、減塩を中心とした食事、適度な運動、節酒、肥満の解消などを指します。実際、生活習慣の改善自体で血圧が下がることは確実に分かっていますし、薬を飲んでいる人でも、生活習慣の改善によって降圧薬の作用が増強されるため、薬の量を減らすことができます。

生活習慣の改善も、「運動療法」や「食事療法」という「治療」の手段です。「高血圧に薬は必要ない」という意見は、たしかに**「高血圧患者さんの中には降圧薬が必要ない人もいる」**という点で、部分的には正解です。

「副作用が怖いから薬は飲まない方がいい」という意見も、**「降圧薬によって得られるメリットより副作用のデメリットの方が大きいときは飲まない方がいい」**は正解ですから、すべてを否定すべきものでもないでしょう。

世の中に、副作用のない薬は存在しません。重要なのは、「どんな副作用リスクがあるか」

「そのリスクより得られるメリットの方が大きいか」を知ることです。心配なら、目の前の医師に説明してもらえばよいでしょう。「降圧薬を飲む方がメリットが大きい」と納得できるまで、きちんと話を聞くとよいと思います。

週刊誌やテレビでは、「分かりやすい極論」や「センセーショナルな主張」が取り上げられることが多い傾向にあります。ここに書いたような「複雑なうえに煮え切らない話」は面白みがないからです。

たしかに「極論」が一部の人に当てはまるのは事実ですが、全員に当てはまるものではありません。「あなた」に当てはまる情報は、「あなた」と「あなたを診察した医師」にしか分かりません。くれぐれも、こうした極論は慎重に扱うよう注意しましょう。

高脂血症の薬は本当に飲まないといけないのか？

もう少しだけ、生活習慣病の話を続けましょう。「高脂血症」という病名は、誰もがご存じだと思います。しかし最近では、医師はこの言葉をほとんど使いません。2007年に、日本動脈硬化学会が「高脂血症」を「脂質異常症」と言い換える方針を打ち出したためです。そこで私も本書では「高脂血症」という言葉を使わず、「脂質異常症」という言葉を使っています。

なぜ呼び名が変わったのでしょうか？

まず、脂質異常症の「脂質」とは、コレステロールと中性脂肪（トリグリセライド）のことですが、コレステロールはさらに、「悪玉」と呼ばれるＬＤＬコレステロールと、「善玉」と呼ばれるＨＤＬコレステロールの2種類に分けることができます。

健康な人では、「ＬＤＬコレステロールが１４０mg／dL未満、ＨＤＬコレステロールが40mg／dL以上、中性脂肪が１５０mg／dL未満」です。細かい数字を覚える必要はありません。重要なのは、同じ「コレステロール」でも、「悪玉は多いと困るが、善玉は多い方がいい」という点です。

「高脂血症」という病名には、「高い状態」を「異常」とするニュアンスがありますが、数値が高い方が望ましい善玉のＨＤＬコレステロールも診断基準に入っている以上、これでは誤解を招く恐れがあります。そこで、「高い」「低い」という言葉を除いた「脂質異常症」という病名が使われるようになった、というわけです。

前述の通り、脂質異常症は動脈硬化を引き起こす原因になります。また、それが心血管疾患や脳血管疾患を引き起こすことは、様々な研究によって明らかになっています。

コレステロールと中性脂肪の目標値は、血圧の目標値より複雑です。年齢、性別、喫煙の有無、血圧、糖尿病の有無など、他の動脈硬化リスクの大きさに応じて、患者さんごとに細かく異なるためです。血液検査の数字が同じでも、**「治療を開始すべきかどうかは人によって異なる」**という点に注意が必要です。

もちろん、高血圧と同様に、脂質異常症の治療は「薬を飲むこと」だけではありません。肉などの動物性脂肪に偏った食生活を改め、食物繊維を多く摂るといった食事療法や、適度な運動によって体重を落とし、肥満を防ぐといった運動療法が大切です。

実際、日本動脈硬化学会が発行する医師向けの「動脈硬化性疾患予防のための脂質異常症診療ガイド2018年版」にも、「安易な薬物療法導入は厳に慎むべきである」と明記されています。

多くのケースで、まずは薬以外の治療にトライしてみる、という手法が現場では取られています。時に週刊誌などで「脂質異常症の薬を飲んではいけない」という主張を見ますが、私たち医師もまた**「いかに薬を使わずに治療するか」を考えている**ということです。

ちなみに、「コレステロールが低い方ががんになりやすい」「コレステロールが高い方が長生きだ」という話が週刊誌やテレビなどで取り上げられることがあります。たしかに、コレステロールが低い人ほどいろいろな病気の死亡率が高いことは、20年以上前から分かっています。

これは、**「コレステロールの低い人が病気にかかるから」**ではなく、**「病気にかかった人はコ**

レステロールが低くなるから」と考えられています。

たとえば、がんは「消耗性疾患」と言われ、体のエネルギーを奪って消耗させます。栄養状態は悪化して、体内のタンパク質や脂質が減ってしまうのです。また、多くの肝臓がんは肝硬変になった肝臓から現れますが、コレステロールは肝臓で作られるため、肝硬変で肝臓の機能が落ちるとコレステロールの値は低くなります。肺がんは、喫煙による慢性閉塞性肺疾患（肺気腫など）から現れるケースが多いのですが、こうした肺疾患によってコレステロールの値は低下することが知られています。[*5]

当然ながら、コレステロールを下げたらがんが増えた、という報告はありませんし、脳卒中が増えた、という報告もありません。ある二つの現象に因果関係があるように見えても、どちらが「原因」で、どちらが「結果」なのかを慎重に調べてから結論を出さねばなりません。

高血圧と同様に、「副作用が怖いから薬は飲まない方がいい」という意見もありますが、前項で書いたのと同じ説明で答えることができます。薬の副作用は、誰もが心配です。不安なときは、処方する医師に「メリットがデメリットを上回る根拠」を説明してもらってください。納得できたときだけ、薬を飲めばよいのです。

なぜ医師や病院によって出す薬が違うのか？

同じ症状、同じ病気であるにもかかわらず、医師や病院によって処方される薬が異なり、「どちらかが間違っていたのではないか？　どちらかがヤブ医者ではないか？」と不信感を募らせる人は多くいます。

第二章でも書いたように、多くの患者さんは、「自分の症状を引き起こす明らかな原因が必ずあり、これを名医は見抜いてくれるはずだ」と考えています。そして、医師によって見解が異なるときは「どちらかが間違っている」という発想を持つのです。

しかし医療現場では、どちらも適切な手順を踏んで、自然な結果として「処方する薬や提案する治療が異なる」というケースが多くあります。

大きく分けると、以下の3種類の要因が考えられます。

一つ目は、「知りえた情報の量に違いがあった」という場合です。

一例を挙げてみます。

「抗菌薬（抗生物質）」は、細菌による感染症を治療するための薬です。一人の医師が、患者さんの病状から細菌感染症を疑って抗菌薬を処方したとします。

ところが、まったく症状が良くならない。

患者さんも、同じ病院に行って相談すればよかったのですが、「不適切な薬を出されたのではないか」と不安になり、別の病院に行ってしまう。すると別の医師が、他の病気を疑って異なる薬を処方し、症状が良くなる。

この状況で患者さんは、「後から診た人は名医で、最初に診た人はヤブ医者だ」と考える可能性があります。

ところが、よく考えてみてください。

後から診た医師は、「抗菌薬が効いていない」という事実を知ることができたために、「細菌感染症ではない可能性」に気づくことができたのかもしれません。後から診る医師は、最初に診た医師に比べると、大きなヒントをもらった状態で診断できる、ということです。

このように、ある医師が何らかの判断を下して治療を一定期間行っていると、後から診た別の医師は、「その治療が患者さんにどんな影響を及ぼしたか」を知ったうえで別の判断を下すことができます。「Aという治療が効かなかったということは、Bという治療が効くのではないか」という判断につながることがある、ということです。

「はじめに」でも述べたように、この現象を私たちは、「**後医は名医**」と呼びます。後から診て治療経過を知ることができた人は、より正確な診断がしやすいため、患者さんから見て「名医」になりやすい、という意味です。正確な診断ができなかった「前医」を批判してはならない、という戒めに使うこともあります。

そもそも、最初から症状の原因を即座に見抜き、その原因をターゲットにベストな治療を提案できる機会はそれほど多くはありません。むしろ、何度か診察し、治療の反応を見ながら軌道修正していくことが大切です。その間に徐々に情報が蓄積していき、より確度の高い判断に近づいていくのです。

もし、この途中で医師が替われば、医師によって得られる情報量は異なることになります。この場合、医師によって使う薬が異なるのは、まったく不思議なことではありません。

さて、医師や病院によって出す薬が異なる要因の二つ目に、「時間経過による病状の変化」があります。医師と患者さんの病気に対する考え方が食い違う原因の一つに、「病状の経時的変化への感覚の違い」があるのです。

あえて「経時的変化」という難しい言葉を使ったのは、これが医療において最も重要な概念の一つで、私たち医師がよく使う用語だからです。

分かりやすく言い換えると、**「医師は患者さんより、はるかに速く病状は変化するものと考えている」**ということです。

たとえば、こんなケースを考えてみてください。

ある患者さんが咳と鼻水の症状で病院に行きます。医師は、「風邪ですね。様子を見ましょう」と言って風邪薬を処方する。しかし、薬を飲んでも治らないので、数日後に別の病院に行く。すると医師はその患者さんを診察し、検査をしたうえで「肺炎です。すぐに入院して、抗生物質で治療しましょう」と言う。

さて、この患者さんはどう思うでしょうか？

「最初の医者は肺炎を見抜けなかったから風邪薬を出したのだ。最初から抗生物質を出してくれていたらこんなことにはならなかった……」と思い、最初の医師に不信感を抱くかもしれません。

一方、私たち医師はこういう状況では、「受診したそれぞれのタイミングで適切な診療を行った」と考える可能性が高く、たいてい違和感を持ちません。数時間の単位で状態が目まぐるしく変化する病気はとても多いからです。

つまり私たちは、「最初の医師が肺炎を見抜けなかった可能性」より先に、「そのときはまだ肺炎ではなかった可能性」を、ごく自然に考えるのです。

これは一例ですが、基本的にどんな病気でも、病状は時間とともに刻一刻と変化しています。入院しなくてはならないような病気の方であれば特に、急性期の病状は急速に変化します。「医師によって出す薬が違う」と思ったときは、単純に「短時間で病状が変化しているだけ」という可能性があるわけです。

もちろん、医師が行うべきなのは、患者さんに「病状が予想もしないスピードで今後変化する可能性がある」ということを丁寧に伝えることです。そして、前述の例のようなケースであれば、「どんな状態になればもう一度医師に相談しないといけないか」を、可能な限り具体的に伝えておくことが大切なのです。

さて、医師や病院によって出す薬が違う原因の三つ目は、「**処方すべき薬の選択肢が複数ある**」というものです。

患者さんは、「病気を治す方法として明確に定まったものが一つあるはずで、どこかに隠されたその『正しい治療法』を見抜くのが医師の仕事」だと思う傾向があります。しかし実際には、病気の原因が明らかになり、何が適切な治療かを明確に判断できたケースでも、使用すべき薬には複数の選択肢が存在することはよくあります。

たとえば、高血圧の患者さんに降圧薬を処方すべきだと考えたとしても、その種類は膨大にあります。まずは、6つのタイプからどれを選ぶべきか、あるいは、複数の薬を処方するなら、どんな組み合わせで使用すべきかを考える必要があります（次ページ図表8）。

高血圧の原因となっている病気、他の持病やこれまでにかかった病気、他に飲んでいる薬などの因子を考え合わせながら検討する必要があります。

図表8　降圧薬の種類

Ca拮抗薬	血管を拡げる。
ARB	血圧を上げる物質(アンジオテンシンⅡ)の作用を抑える。
ACE阻害薬	アンジオテンシンⅡを作らないように働きかける。
利尿薬	尿を出すことで血管内の水分を減らす。
α遮断薬	血管の収縮を抑える。
β遮断薬	心臓の働きを抑える。

図表9　降圧薬の薬品名(すべて商品名)

Ca拮抗薬	アテレック、アムロジン、カルスロット、カルブロック、コニール、ニバジール、ニフェジピン、ノルバスク、バイミカード、バイロテンシン、ヘルベッサーなど
ARB	アバプロ、イルベタン、オルメテック、ディオバン、ニューロタン、ブロプレス、ミカルディスなど
ACE阻害薬	アデカット、エースコール、オドリック、カプトリル、コナン、コバシル、ゼストリル、セタプリル、タナトリル、チバセン、レニベース、ロンゲスなど
利尿薬	アルダクトン、ナトリックス、フルイトラン、ラシックス、ルプラックなど
α遮断薬	エブランチル、カルデナリン、デタントール、ハイトラシン、バソメット、ミニプレスなど
β遮断薬	インデラル、テノーミン、メインテート、ロプレソールなど

各分類の中には、さらにたくさんの数の降圧薬が含まれます（図表9）。

このとてつもない数の降圧薬の中から適切な薬を選ぶわけですから、「AでもBでも効果は同じであるためどちらも適切」というケースはあって当然です。

また、ほぼ同じ効果を持つ薬であれば、病院によっては「どちらか一方しか採用していない」というケースがあります。その場合は、同じ効果を狙っていても、病院によって違う名前の薬が出る可能性があります。

ここでは高血圧を例に挙げましたが、どんな病気でも、使用すべき薬の選択肢が複数あるのは自然なことです。「医師や病院によって出す薬が違うこと」の理由に、こうしたパターンがあるということは知っておいた方がよいでしょう。

なお、誤解のないように書いておきますが、図表9にジェネリックは含まれていません。それぞれの薬に複数のジェネリックが存在します。つまり、ジェネリックを含むと、薬の種類はさらに膨大になるということです。

薬の飲み方「頓服」「食間」の正しい意味は？

処方箋や薬の袋に書かれた「飲み方」の意味がよく分からない、と思う方は多いでしょう。「定期薬」と「頓服《とんぷく》」の違いや、「食前」「食後」「食間」など、飲むタイミングを表す言葉の意味は、意外に知られていません。「頓服」を痛み止めや熱冷ましのことだと誤解している人もいますし、「食間」を「食事中」のことだと誤解している人もいます。

この項では、薬の飲み方について簡単にまとめておきましょう。

そもそも、「頓服」や、同じ意味で使う「頓用《とんよう》」という言葉は少し難しい医学用語で、患者さんに何の説明もなく使うのは避けるべきです（「屯服」「屯用」と書くこともあります）。誰もが知っている言葉だと思って私たちが、「頓服としてこの薬を出しておきますね」と言うと、患者さんに「頓服？」と不思議そうな顔をされることもよくあります。

「頓服」とは、決まったタイミングで服用するのではなく**「症状が出たときだけ飲む薬」**のことです。たとえば、ロキソニン®やカロナール®などに代表される痛み止めは、「痛みがあるときに飲む」といった使い方をしますね。

「頓服」は内服薬（飲み薬）に使う言葉ですが、「頓用」は注射薬や外用薬などにも使える言葉です。

「頓服」の反対語は「定期薬」、つまり症状にかかわらず定期的に使用する薬のことです。「頓服＝痛み止め、熱冷まし」と誤解している方がいますが、頓服は薬の種類ではありません。「飲み方」の名前です。痛み止めだけでなく、様々な種類の薬を頓服として使います。

たとえば、

・緩下剤（便秘薬）を便秘時だけ飲む
・睡眠薬を、眠れないときだけ飲む
・発熱時のみ解熱薬（熱冷まし）を飲む
・喘息発作時のみ、吸入する
・発作が起こったときのみ、不整脈の薬を飲む

といった使い方は、すべて頓服（頓用）です。

頓服には注意していただきたいポイントがあります。

たとえば私たちが、

「この鎮痛薬は頓服です。痛みがあるときだけ飲んでくださいね」

と言って痛み止めを20回分渡したとします。患者さんによって症状が出る頻度は異なるため、飲む回数はまったく異なります。極端に言えば、「1日に20回症状が出たので20回分すべて1日で飲み切ってしまいました」という方が現れると大変です。

「症状が出たときはいつでも飲んでいい」とはいえ、副作用の危険性を考えると使用回数に上限を決めておかなくてはなりません。そこで、頓服を処方するときは、「○時間おき」「1日○回まで」といった回数制限を設けるのが原則です（睡眠薬の場合は夜間しか飲まないため例外

ですが）。

たとえば痛み止めなら、「6時間おき（＝1日4回まで）」といった形式が一般的です。もしこの間隔を待てないくらい症状が強い、薬が効かない、という場合は、担当の医師に相談し、効果の持続時間が長い薬に変更してもらったり、定期的に飲む薬に変更してもらったりする、といった対応が必要になります。

頓服は、基本的には「症状を一時的に抑えること」が目的です。病気の根本的な治療を目的とする場合は、症状のあるなしにかかわらず定期的な薬の使用が必要になります。何より、「自覚症状はないのに体を蝕んでいく病気の方が多い」ということにも注意が必要です。そこで、「定期薬」が必須になります。

「定期薬」とは、その名の通り**症状に関係なく定期的に使う薬**のことです。「定期処方」とも言います。世の中の薬の大半はこちらです。

頓服は、「症状が出たときだけ飲む薬」でした。これが役立つのは「症状がある病気」に対して使うときだけですが、病気の中には自覚症状がまったくないものもたくさんあります。前述の通り、高血圧や糖尿病、脂質異常症には自覚症状がありません。これらは、検査をしない限り異常であることは誰にも分からないため、症状の有無にかかわらず常に値を基準範囲に維持しておく必要があります。

そこで、「1日3回、毎食後」「1日1回、朝食後」というように、定期的に決められたタイミングでの使用が必要になるのです。

他にも、定期的に飲まなくてはならない薬はたくさんあります。

抗菌薬（抗生物質）は、決められたタイミングで定期的に飲まないと、血中濃度を適切な範囲に維持することができず、十分な効果が得られません。「1日3回」と言われているのに、「副作用が心配で1日1回しか飲んでいません」という方が時々いますが、これでは「まったく飲まないのと同じ」どころか、むしろ副作用リスクだけを飲んでいるようなもので、**極端に言えば「飲まない方がまし」**です。

また、緩下剤の中には、1日2回、3回と定期的に飲むことで、便をやわらかくできる薬もあります。定期的に飲むことで初めて効き目が現れる、という薬がたくさんあるということです。

なお、薬によっては、定期薬でも自己調節が可能なものがあります。たとえば緩下剤は、効きすぎると下痢をするため、「便がやわらかくなりすぎたら、自分で量を減らしたり、中止したりしてもかまいません」という指示を出すこともあります。「効きすぎ」が誰にでも分かる薬だからです。こういう例外的なケースのみ、医師の指示のもとで定期薬を自己調節することになります。

また、同じ薬で、頓服、定期、いずれの方法でも使えるものがあります。たとえば、前述のロキソニン®のような鎮痛薬はそれに当てはまります。1日3回、定期的に内服することで、1日を通して痛みを抑える、という使い方ができます。

もちろん、頓服として処方された場合は頓服として使用し、定期的な内服への変更は必ず医師に相談のうえで行う必要があります。

さて、定期処方の薬には、「食前」「食後」「食間」といった、使用するタイミングの指示が必ずあります。これらはどういう違いがあるのでしょうか?

まず、「食前」とは、胃の中に食べ物が入っていないときのことです。一般的には、食事の20〜30分前から1時間くらい前の範囲を指します。

以下のような薬が該当します。

・食事によって起こる症状を事前に抑える薬
・食事前に胃の動きを良くしておく薬
・食事によって血糖値が高くなるのを事前に抑える薬(糖尿病の薬の一部)
・食べ物の影響を受けて、食後には吸収が悪くなる薬一方「食後」とは、胃の中に食べ物が入っているときです。一般に食事の後、20〜30分以内を指します。これが最も多い飲み方です。胃に負担をかけやすい薬や、食べ物と一緒に飲んだ方が効率良く吸収できる薬などでこの方法を選びます。

飲み忘れを防ぐ目的で「食後」を指定することもあります。

定期的な内服が必要な薬では、時刻を指定したり、「○時間おき」とルールを決めたりしても、それをきっちり暗記しておくのは大変です。しかし、食事は誰しも1日3回、ほぼ定期的にするものです。あえて食後に飲むと決めておくことで、飲み忘れを防ぐことができます。食事の影響を受けない薬はたくさんあるため、こういう薬は、飲み忘れ防止のために食後に指定する、というパターンが多いのです。定期的に飲んでもらうための一つの策だということです。

一方「食間」は食事と食事の間のことで、一般的には食事のおよそ2時間後が目安です。「食事中」ではありません。あまり多くはありませんが、空腹のときに吸収が良い薬や、食事の影響で薬の吸収が変化してしまう薬でこの方法が選ばれることがあります。

なお、「就寝前」「眠前」という処方の方法もあります。睡眠薬のように、眠る前以外には飲む必要のない薬や、就寝中に効果を発揮する薬が選ばれます。

薬の飲み方にはすべて、合理的な理由があります。しかし、自己判断で1日やめてみたり、

「副作用が心配」と言って勝手に量を減らしたりする人が多くいます。前述の通り、**飲み方を守ってきっちり飲まないと、効果が得られないどころか逆に副作用が目立ったり、不調の原因になったりするなどして大変危険**です。

また、中止するときは徐々に量を減らさなくてはならない薬もあります。必ず指示された飲み方を守ることが大切なのです。

痛み止めはなるべく飲まない方がいいのか?

「痛み止め(鎮痛薬)をなるべく飲みたくない」と考える患者さんによく出会います。医師から頓服として痛み止めを出されているのに、「副作用が怖いから飲まずに痛みを我慢している」というケースもよく経験します。

また、「痛み止めは痛みの根本原因を取り去るものではないから、飲む意味がない」「臭いものに蓋をしているだけ」という感覚を持っている患者さんもいます。

非常にもったいないことです。たしかに、薬には必ず副作用がありますが、それを上回るメリットがあるときは、上手に利用すべきです。

また、根本原因を取り去ることだけが医療ではありません。特に、全身の関節や筋肉の痛みは、その根本原因が「加齢」であることが多く、「若返る」ことができない以上、原因を除去することができません。こういう場合は、**「いかに痛みとうまく付き合っていくか」**を考える必要があり、**痛み止めは強い味方**です。

痛みは、生活の質を損なわせる、きわめて不快な感覚です。幸い、痛み止めには多くの種類、剤形のものがあるため、これらをうまく使って、むしろ積極的に痛みを制御することを心がけたいところです。

もちろん「飲みすぎ」が良くないのは、痛み止めに限らず、どんな薬でも同じです。頻繁に使用する薬ほど、その副作用に関する知識は持っておく必要があるでしょう。

では、痛み止めの副作用にはどんなものがあるでしょうか？　簡単に解説しておきましょう。

まず、痛み止めは大きく以下の二つの種類に分けることができます。

・非ステロイド性抗炎症薬（NSAID）
・アセトアミノフェン

重要なポイントですので覚えておいてください。

順に分かりやすく解説しましょう。

①非ステロイド性抗炎症薬（NSAID）

みなさんがよく用いる痛み止めで代表的なのが、非ステロイド性抗炎症薬（ＮＳＡＩＤ）です。ロキソニン®、ボルタレン®、イブプロフェン®、インドメタシン、アスピリン®などがこの種類の薬です。

いずれも一度は聞いたことがある名称ではないでしょうか？　中には、ドラッグストアなどで市販されていて、処方箋なしで簡単に手に入るものもあります。鎮痛効果が高い分、注意すべき副作用もあります。代表的な副作用は次の四つです。

〈消化性潰瘍〉

胃潰瘍と十二指腸潰瘍を合わせて消化性潰瘍と呼びます。「痛み止めが胃を荒らす」という知識は、誰もが持っているでしょう。非ステロイド性抗炎症薬を続けて使用すると起こることのある副作用です。

市販の胃薬を買って一緒に飲んでおけば大丈夫だろう、と思っている人がいるかもしれませんが、残念ながらほとんどの市販薬で消化性潰瘍は予防できません。特に、一度胃潰瘍や十二指腸潰瘍を起こしたことがある人はハイリスクです。痛み止めを頻繁に飲む方は、医師に相談のうえ、適切な対策が必要だとお考えください（潰瘍の予防として効果があるのは、プロトンポンプ阻害薬〈ＰＰＩ：タケプロン®、パリエット®など〉、Ｈ２受容体拮抗薬〈ガスター®

など〉、プロスタグランジン製剤〈サイトテック®など〉といった胃薬です）[*6]。

〈腎障害〉

非ステロイド性抗炎症薬を長い間継続して使用すると、腎臓の機能が悪化します。糖尿病など他の要因でもともと腎臓が悪い人や、高齢者で腎臓の機能が落ちている方が、非ステロイド性抗炎症薬を継続して使用する際は注意が必要です。

腎臓の機能が一度悪くなると、治療してもなかなか元に戻すことができず、場合によっては透析が必要になることもあります。腎臓が悪い方は、このタイプの薬を飲む前に必ず医師に相談しなければなりません。

〈アスピリン喘息〉

成人の喘息の約10％を占めるとも言われる病気です。咳が長い間止まらず、病院に行ったら痛み止めを飲んでいたせいであることが明らかになった、ということも時にあります。薬を中止したうえで、喘息の専門的な治療が必要です。

また過去に、アスピリン喘息と診断された経験がある人は、非ステロイド性抗炎症薬は使用できません。

〈アレルギー〉

一定の割合で非ステロイド性抗炎症薬にアレルギーのある人がいます。内服すると、息が苦しくなったり、じんましんが出たり、顔がむくんだり、といったアレルギー症状が現れます。こういう症状が現れたらすぐに受診が必要です。

一度このようなアレルギーが起こったことがある方は、非ステロイド性抗炎症薬を使用してはいけません。

②アセトアミノフェン

よく用いる痛み止めのもう一つの代表的な存在として、アセトアミノフェンがあります。カロナール®、アルピニー®、アンヒバ®などの薬がこちらに当てはまります。

これらは、前述した非ステロイド性抗炎症薬とはまったく別のタイプの薬で、副作用も異なります。効果は比較的マイルドで、副作用も軽いものが多く、小児にもよく使われるタイプの薬です。

注意すべき副作用としては、肝障害があります。アセトアミノフェンは肝臓で代謝されるため、長期間過量に使用すると負担がかかり、肝臓の機能が悪化することがあるのです。特に、もともと肝臓の病気のある方が使用するときは、医師への相談が必要です。

なお、鎮痛薬（痛み止め）と解熱薬（熱冷まし）は、同じ薬の二つの異なる効果です。つまり、これまで書いてきた非ステロイド性抗炎症薬とアセトアミノフェンはいずれも、解熱薬として使用することもできます。したがってこれらを、「解熱鎮痛薬」とも呼びます。

市販されている風邪薬（総合感冒薬）の多くには、解熱鎮痛薬の成分が含まれています。パイロン®ＰＬ顆粒、パブロン、ルル®、エスタック®など、よく知られた風邪薬のほとんどがそうです。非ステロイド性抗炎症薬を含むものもあれば、アセトアミノフェンを含むものもあります。

したがって、「風邪薬と解熱薬を飲む」というとき、解熱鎮痛薬の成分は重なることになります。風邪薬の場合は、痛み止めと違って多くは短期間の使用ですから、それほど神経質になる必要はありませんが、前述の副作用のリスクがある人は注意が必要です。

第六章

知っておきたい家庭の医学

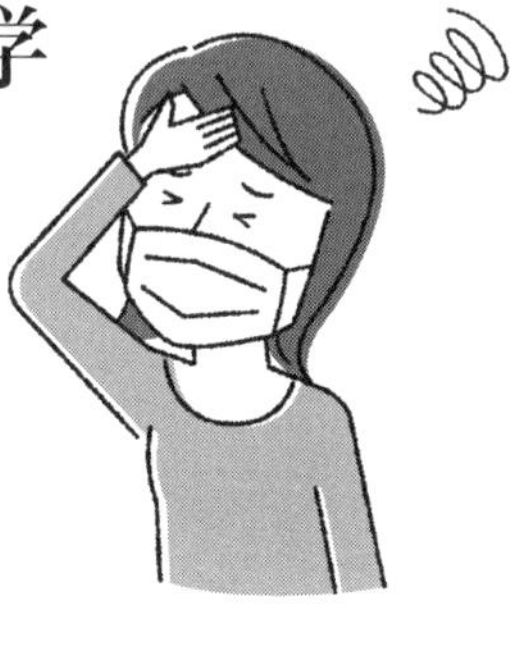

病院で処方される風邪薬の方が市販薬より効く?

風邪が流行る時期になると必ず、

「市販の薬では効かないので、病院の風邪薬をもらいに来ました」

という方が多く病院を訪れます。もちろんご希望通り風邪薬（総合感冒薬）を処方しますし、そのことを非難するつもりはありません。

ただ私は必ず、患者さんに以下の2点を伝えます。
・風邪薬は、市販薬と処方薬では成分にほとんど差がないこと
・風邪薬は風邪を治す薬ではないこと
なぜなら、「その程度の薬だと知っていたら風邪の症状で辛い中わざわざ病院に来なかったのに」という方を減らしたいからです。

1点目は第五章でも書いた通りです。市販薬のことは、ここでもOTC薬と書きます。一般的には、OTC薬は処方薬より1回に内服できる量に含まれる成分がやや少ない程度で、成分の種類はほぼ同じです。**病院でしか処方できない「風邪の特効薬」はありません。**OTC薬であまり効き目を感じなかった方が、処方薬に切り替えたことによって明らかに効き目の差を感

じられる、という可能性は低いでしょう。

逆に、OTC薬で4、5日以上対応し、それでも発熱が続いたり、ひどい咳が続いたりしている、といった場合は、そもそも風邪薬で対応すべき病気でない可能性があります。その際に病院で行うべきなのは、「よりよく効く風邪薬の処方」ではなく、「風邪以外の病気でないかどうかの確認」です。風邪に症状のよく似た他の病気にかかっている可能性を除外すべきだからです。

2点目として、これはとても大切なことですが、OTC薬でも処方薬でも**風邪薬に「風邪を治す力」はありません**。風邪薬の目的は、風邪の症状を軽くすることです。こうした、症状に合わせた治療のことを「対症療法」と呼びます。

一般的な風邪薬の成分は、

・解熱鎮痛薬（熱を下げ、頭痛やのどの痛みを抑える）
・咳止め
・たん切り
・アレルギー薬（くしゃみ、鼻水を抑える）

などです。

つまり、風邪によって起こる、発熱、頭痛、のどの痛み、咳、たん、鼻水といった症状を軽くする成分しか入っていない、ということです。ＯＴＣ薬は、これらの成分量の差で、「咳に強い」「鼻水に効く」などと特徴を持たせているのが一般的です。風邪薬が「効く」というのは、こうした症状を「軽くする」ことを意味します。決して風邪を「治す」というわけではありません。

「風邪薬を早めに飲めば早く風邪を治せる」というのも適切ではありません。風邪薬にできるのは、「早いうちから症状を軽くする」ことだけだからです。

こう書くと、

「風邪薬を早めに飲んだら風邪が早く治った経験がある！」

と思う方がいるかもしれませんね。「風邪のひきはじめに風邪薬を飲んだから早く治った」と思ったときは、何もしなくても短期間で治る程度の軽い風邪だった可能性が高いでしょう。風邪は自然に治る病気ですし、治るまでの期間は様々な条件によって異なります。早い段階で薬を飲むと早く治癒する、というわけではないのです。

では、「風邪を治す薬」はないのでしょうか？

風邪は、大部分がウイルスによる上気道の感染症です。よって、もし「風邪を治す薬」があるとしたら、それは「風邪の原因となるウイルスをやっつける薬」でなくてはなりません。残念ながら、現在そういう薬は存在しません。「風邪の症状とうまく付き合いながら、自分の力で風邪を治す」というのが正解です。

「自分の力で風邪を治す」というのはつまり、**食事と水分をしっかり摂り、無理せずゆっくり休息する**、ということです。風邪の正しい治し方を論じると、医学的には必ずこういう身も蓋もない結論に至るのですが、これが真実です。

もちろん、いつもの風邪とは明らかに症状が違う、というケースや、高齢者で持病があり、免疫の機能が落ちている方、3カ月未満の小児など、リスクの高い方の場合は例外です。風邪によく似た別の病気にかかっていたり、風邪が悪化して肺炎などを起こしていたりすることがあるためです。無理して自力で治そうとせず、医師に相談しましょう。

余談ですが、時に患者さんから、「医者は風邪をひかないから、きっと医者だけが風邪の治し方を知っているか、特効薬を持っているはずだ」と言われることがあります。

もちろんこれはまったくの誤解です。

風邪が流行ると体調を崩す医療者は多いですし、誰もが苦労します。風邪の患者さんと接する機会が多い分、むしろ感染リスクも高いくらいではないでしょうか。

点滴は風邪に効く?

不思議なことに、わが国には「点滴をすると風邪が治る」と思っている方が本当にたくさんいます。風邪をこじらせて病院に来た患者さんが、「一本だけ点滴をしてほしい」と医師に頼み、点滴を受けるとすっかり元気になって帰っていく。

こういう方々がもし点滴の中身を知ったら、少しがっかりしてしまうかもしれません。こうしたケースで使用する点滴（輸液製剤）の中身は、ほとんど水だからです。水に、ナトリウムやカリウムのような電解質（ミネラル）が含まれているだけですから、成分としてはスポーツドリンクとさほど変わりません。点滴の方が電解質の濃度が高いだけ、と考えてよいでしょう。

風邪を治す成分は当然含まれていませんし（そういう「成分」が存在しないのは前述の通り）、それどころか、風邪の症状を抑える成分すら入っていません。水分が補給されるだけです。

よって、点滴が医学的に必要とされるケースとは、

・口から水分が摂取できない場合（のどの痛みがあまりに辛い、全身倦怠感があまりに強い、など）

・下痢や嘔吐がひどく、体の水分が失われて脱水になり、急速に水分を補わねばならない場合などです。

そうでない場合は、口から水分を摂っても点滴と似たような効果が得られるため、わざわざ痛い思いをして血管に針を刺し、無理やり水分を注入する必要はありません。

もし、「ここに挙げられたケースには当てはまらないのに点滴をしたら楽になった」という経験をお持ちの方は、ほとんどが「プラセボ効果」の可能性が高いと思われます。プラセボ効果とは、第五章でも説明した通り、本来なら効く成分のない薬（偽薬）でも、投与されるとそれだけで症状が良くなる効果のことです。

「風邪を治したい」という意図で点滴をしてほしいと思うのであれば、むしろ自宅で水分をしっかり摂ってゆっくり寝ている方が体にとってはよいでしょう。

こういう話をすると、「プラセボ効果でも『良くなった』という感覚を得ることが大切なのに、医師が真実を明かして患者を失望させるのは良くない」という批判を受けることがあります。これに対しては、「点滴をすることがまったくの無害であればその通りでしょう」とお答えします。

実際、針を血管に刺して水分を注入する行為には、感染のリスクがあります。病院に長時間滞在することで、他の感染症にかかるリスクもあります。また、短時間の点滴では、かなり速いスピードで無理やり体内に水分が注入されることになります。心臓の機能が悪い方の場合、負担がかかって心疾患を引き起こすリスクもあります。

医療行為については、メリットとデメリットを天秤にかけ、メリットが上回る場合のみ受ける、という方針を受け入れることが大切です。「知らぬが仏」という考え方は、結果的には患者さんに不利益を及ぼします。自らの身を守るためには、医学的に正確な知識を得ておく必要があると私は思います。

抗生物質で風邪は治る？

「風邪薬は風邪を治す薬ではない」「風邪の特効薬はない」というお話をしましたが、これを読んで「抗生物質があるじゃないか」と思った方がいるかもしれません。

たしかに、かつて風邪に対して抗生物質（正しくは「抗菌薬」）が頻繁に処方されていた時代がありました。しかし、抗菌薬は「細菌をやっつける薬」なので、細菌感染症の治療薬として使用する場合にのみ効果のある薬です。

前述の通り、風邪の原因はほとんどがウイルス感染です。細菌とウイルスは似て非なるもので、まったく異なる種類の微生物です。ウイルスをやっつける薬は各種の抗ウイルス薬であって、抗菌薬ではありません。

蚊取り線香は蚊をやっつけることはできますが、ゴキブリをやっつけることはできません。

それと同じです。

そして、風邪の原因となるウイルスには多くの種類があり、これをやっつけられる薬は存在しない、というのも前述の通りです。

「細菌感染症のリスクもあるのだから、『念のため』抗菌薬を飲んでおいた方がいいのではないか？」と思った方がいるかもしれません。もし、抗菌薬に何も害がないなら、この「念のため」は医学的に意義があるでしょう。ところが、第五章でも書いた通り、抗菌薬には吐き気や下痢、アレルギーなどの副作用があります。必要のない疾患に抗菌薬を使用していると、耐性菌出現のリスクもあります。本当に必要なときに効く抗菌薬がなくなってしまう危険性があるわけです。

2017年に厚労省が発行した「抗微生物薬適正使用の手引き」には、「感冒に対しては、抗菌薬投与を行わないことを推奨する」と明記されています。[*1] **風邪であると予想されたときは、「抗菌薬を使わない」**という判断が適切なのです。

もちろん、風邪を契機に、肺炎のような細菌感染症に発展するケースもありますから、結果的に抗菌薬が必要になることがあるかもしれません。そのときは医師の判断を仰ぎ、適切なタイミングで適切な量の抗菌薬を処方してもらうのがよいでしょう。

一方、風邪をひいて病院に行き、医師が必要ないと判断した抗菌薬を「ぜひ処方してほしい」と希望することはおすすめしません。医師によっては、「患者さんの希望に反した医療を行うと信頼を失うかもしれない」というリスクを恐れ、医学的には不要だと知りながら希望に応じて抗菌薬を処方する、という人もいます。

患者さん側が風邪の治療法を十分に理解し、適切な医療を受けられるよう知識を持っておくことも大切です。

風邪をひいたらお風呂は入らない方がいい？

私が子どもの頃は、「風邪をひいたらお風呂に入ってはいけない」というのが常識でした。「お風呂に入ると風邪が悪化してしまう」と言われ、風邪をひいたときは数日お風呂に入らず、母親に濡れたタオルで体を拭いてもらっていたことを思い出します。

風邪をひいたときにお風呂に入ってはいけない、と言われていたのは、かつて自宅にお風呂がなくて銭湯に行く必要があったり、自宅にお風呂があっても屋外にあったり、自宅に便利な空調設備がなかったり、といったことが原因で、入浴後に体が冷える恐れがあったからでしょう。

たしかに、体を冷やすと風邪が悪化する危険性はあります。しかし今では、多くの人が自宅内にお風呂を持っていますね。冬でも、部屋をエアコンで温めておけば、入浴後にそれほど体が冷えることはありません。中には浴室内暖房がある家もありますし、入浴前後も温かい環境を維持できるようになっています。

そう考えると、「風邪をひいたことだけを理由にお風呂を我慢する」というのは、少しナンセンスな話です。むしろ、お風呂に入って体をきれいに洗い流し、すっきりした方が気分は良いでしょう。

もちろん、あまりに体調が悪くてぐったりしているときや高熱が出ているときに限っては、入浴することで倦怠感が増すリスクがあるのは事実です。こういうときは、体調が回復するまでお風呂は避けた方がよいでしょう。

熱が出たときはおでこを冷やすといい?

もう少し、風邪の話を続けましょう。風邪で熱が出たときに、おでこに冷却シートを貼って受診される方をよく見ます。

おでこを冷やすことで、医学的にはどんな効果が期待できるでしょうか?

熱は下がるのでしょうか？

この疑問に答えるためには、まず風邪で熱が出るときの仕組みを説明する必要があります。

風邪をひくと、体の中で免疫に関わる細胞と風邪の原因となる病原体との戦いが始まります。すると、免疫細胞から脳に情報が伝達され、脳の「体温調節中枢」が体温を上げるよう全身に指令を出します。この指令により、皮膚の毛細血管が収縮したり、汗腺が閉じたりして熱の放散が抑えられ、また筋肉を震えさせて熱を発生させるため、全身の体温が上がります。

熱を上げることで、免疫細胞が活発に戦えるようになり、病原体が弱まる効果もあると考えられています。この体温調節中枢が設定する体温のことを「セットポイント」と呼びます。風邪をひいて39℃の熱が出たときは、セットポイントが39℃に上昇し、体温を39℃に保つために体が反応している、というわけですね。

よって体表面を冷やしたところでセットポイントは下がりませんので、**冷却シートに熱を下げる効果はない**ということになります。

もちろん、おでこを冷やす行為を否定したいのではありません。発熱で頭がほてっているときに、冷却シートを使って気持ちのいい感覚を得ることは、一つの効果と考えることもできます。「解熱」ではなく「快感」を目的として使用するのであれば、何ら問題はないでしょう。

では逆に、熱を効果的に下げるには何をすればいいのでしょうか？

熱を下げるためには、セットポイントを下げる必要があるわけですが、そのために使用するのが解熱薬です。解熱薬は、体温調節中枢が設定したセットポイントを一時的に下げることで、熱を短時間下げることができます。

もちろん、前述の通り発熱には医学的な意義があるため、症状が強くないときまでむやみに下げるのは良くありません。しかし、高熱で体がだるく、食事や水分が十分に摂れない、というケースでは、解熱薬で一時的に体を楽にすることには大いに意味があります。

体温上昇の程度には個人差があるため、「何℃以上なら解熱薬を投与すべきか」に明確な基準はありません。38℃なら大丈夫、というものでもなければ、40℃になったからといって必ずしも重症だというわけではありません。

重視すべきは症状です。

熱のせいで倦怠感が強く、水分も摂れない、眠れない、といった症状が強いときに、解熱薬を上手に使うことをおすすめします。

ところで、家庭でも病院でも、体温を測定するときは脇の下に体温計を入れるのが最も一般的ですね。手術中の患者さんなどに対して、もっと正確に体温を測定したいときは、体温計を肛門から直腸内に入れたり、口の中に入れたりします（こうして測定される体温を「深部体温」と呼びます）。

一方、おでこで体温を測ろうとする人はいないでしょう。おでこの表面は体温を反映しやすい部位ではないことを、誰もが知っているからです。そう考えると、「風邪をひいて熱があるかな？」と思ったとき、おでこに手を当てて体温を確認するのは少し不思議な習慣なのですね。

余談ですが、風邪をひいたときとは別に、重度の熱中症でも体温が上昇してしまうことがあります。これは、体温調節中枢のセットポイントが上昇したのではなく、単に「体表面が外部から熱せられたせいで受動的に体温が上がっている状態」です（「高体温症」と呼び、「発熱」と区別します）。

私たち人間の体は、外気が暑くても寒くても、体温調節中枢が体を一定の温度に維持するよう働きかけ、普段は体温が大きく変化しない仕組みになっています。ところが、長時間高温多湿の環境にさらされていると、体温調節中枢の機能が壊れ、どんどん体温が上がってしまうのです。

この場合は、体を冷やすことが最も重要な治療になります。しかし、こうしたケースでも冷却シートを使っておでこの狭い範囲を冷やすだけでは、効果はほとんどありません。全身に水をかけてうちわで扇ぐ、といった、全身を冷やす策を講じなければならないからです。

保冷剤等で部分的に冷やすことしかできないとしても、**冷やすべき場所はおでこではなく、太い血管が通っている首や脇の下、足の付け根**です。

また、このケースではセットポイントの上昇はないため、**解熱薬は無効**です。発熱時とは異なる対応が必要な点に注意しましょう。

切り傷やすり傷をきれいに治すには？

転んで膝を擦りむいたり、手に小さな切り傷ができたりしたとき、どのように対処すべきでしょうか？　普段よく経験するような軽い傷であれば、以下のような対応が適切です。

①消毒しない

以前は、転んで擦りむいたらマキロン®やイソジン®（ヨード液）といった消毒液を塗るのが常識でした。病院でも、手術後に毎日医師が回診し、傷に消毒液を塗りたくっていた時代がありました。この常識は10年以上前に覆され、現在は、病院でも傷の消毒を行うことはあまりありません。

患者さんから時に驚かれますが、一部の例外を除き、手術を受けたほぼすべての患者さんが、手術後一度も傷を消毒されることなく退院します。理由は簡単で、**消毒液が正常な組織を傷め、かえって傷の治りを悪くする危険性がある**からです（ただし、手術する前や切り傷を縫う前は消毒が必要です）。

「消毒しないと化膿してしまうのでは？」と思った方がいるかもしれません。たしかに、傷に細菌が入り、そこで増殖すると化膿する、つまり傷の感染が起こります。しかし、そもそも皮膚の表面や周囲の環境には、常にたくさんの細菌がいます。消毒液の作用で傷の部分の細菌が一時的に死んだとしても、その周りにいる細菌はしばらくすると傷に付着してしまうでしょう。また、消毒後に絆創膏やガーゼを貼ったら、そこについていた細菌も傷に付着します。

傷についた細菌を常にゼロにしようと思うと、全身の皮膚や、服、持ち物、家具など、周辺の環境にあるすべてのものに付着した細菌を根絶やしにしなければならなくなります。肉眼では見えない微生物を相手に、そんな芸当は到底できません。

では、細菌が付着していると傷が化膿するのか、というとそんなことはありません。細菌が「そこにいる」だけでは、「感染」とは呼ばないからです。

傷に感染が起こる（化膿する）のは、

・ケガをした後に異物（砂や泥、ガラスなど）が残ったままになっていた場合

・不潔な状態が続いていた場合

・糖尿病やがんの治療中などで免疫機能が低下した場合
といった、「細菌が繁殖しやすい条件が整ったときだけ」です。

②なるべく乾燥させない

以前は、「傷は乾燥させた方が治りやすい」と信じられていました。傷が「ジュクジュクする」のは良くない、ということで、ガーゼを貼って乾燥させていたのです。滲出液《しんしゅつえき》が固まってガーゼに付着し、はがすたび痛い思いをする、というのを誰もが我慢していました。

しかし近年（もう10年以上前ですが）、**「傷は湿った環境の方が治りやすい」**ということが分かりました。最近では、傷に軟膏やワセリンを塗ったり、創傷被覆材《そうしょうひふくざい》を貼ったりすることで、傷を湿った環境にしておくことが推奨されています。創傷被覆材とは、傷を密閉させ、傷から出る滲出液を吸収してゲル化し、湿った環境を維持できる製品のことです。キズパワーパッド®という市販の商品がこれに含まれます（バンドエイド®など、従来の絆創膏はこれには含まれません）。

普通の絆創膏を貼るとしても、軟膏をつけて湿った環境にしておくのが大切です。病院では、ゲンタシン®軟膏やアズノール®軟膏などを使用するのが一般的ですが、湿潤環境にすることが目的なので、ワセリンだけでも問題ありません（「軟膏」とは「油脂性であるワセリンに薬剤を溶かしたもの」を指します。一方「クリーム」は乳剤性なので、創部に塗っては逆効果です。保湿用などのクリームと間違えないよう注意してください）。

ちなみに、ワセリンをつけて調理用ラップで覆い、湿った環境を保つ「ラップ療法」という方法がありますが、調理用ラップは通気性が悪く、水蒸気が通りません。傷の表面の温度が上がり、細菌の繁殖を促すリスクもあるため、あまりおすすめはできません。創傷被覆材であっても、密閉したまま長時間そのままにしていると、感染のリスクがあります。使用する際は、定期的に傷の様子を観察しつつ交換するなど、十分に注意が必要です。

③抗菌薬（抗生物質）は必要ない

以前は、傷の治療後は抗菌薬（抗生物質）を処方するのが一般的でした。最近は、軽いすり傷や切り傷であれば抗菌薬は処方しません。効果がないためです。

前述の通り、細菌は傷の表面にたくさん付着していますが、増殖して感染を起こしていない限り、害はありません。単に付着しているだけの細菌を殺す意味はないのです。もちろん、すでに感染（化膿）を起こしているケースで抗菌薬が必要になることはありますが、感染を起こしているわけでもないのに抗菌薬を使用するのは適切ではありません。

では、感染を予防するにはどうすればいいのでしょうか？

最も大切なのは、「**十分な量の水でしっかり洗浄すること**」です。洗浄に使うのは一般家庭の水道水でまったく問題なく、生理食塩水や滅菌水などの特殊な水を使う必要はありません。病院でも、まずは十分な量の水道水でしっかり洗浄しています。泥などで傷が汚れているときは、石鹸を使用してもかまいません。

また、傷の中に砂や土、ガラスなどが入っているときは、これを取り除かなければなりません。感染のリスクがあるうえ、小さな砂でも残ったままにすると入れ墨のように傷跡が黒く残る可能性があります。流水やタオルだけで取り除くことができなければ、歯ブラシを使ってもよいでしょう。清潔な歯ブラシで優しくこすり、異物が残るのを防ぎましょう。また、異物が取れない場合は、無理せず病院を受診してください。

鼻血が止まらない！　どうすればいい？

鼻血（鼻出血）がなかなか止まらず困った、という経験をお持ちの方は多いでしょう。鼻血は子供から大人まで誰もが経験したことのある症状のはずですが、その対処法に関して間違った知識を持っている人は多くいます。

たとえば、

・上を向く

・ティッシュペーパーを詰めておく
・首の後ろを叩く、冷やす

といった対処法を選ぶ方が多いのですが、効果はありません。

では、どのように対応するのが適切でしょうか？

まず、ほとんどの鼻血は鼻腔の前方（鼻の穴から入ってすぐのところ）から出ます。鼻のかみすぎ、いじりすぎで血管が傷つくことが、鼻血の最大の原因です。中には、高血圧や動脈硬化などで血管がもろくなって出血しやすくなっているケースもあります。

ちなみに、「チョコレートの食べすぎで鼻血が出る」という都市伝説のような話がありますが、医学的根拠はありません。食べ物が鼻血の直接的な原因になる、ということはありません。

さて、鼻血のほとんどは入り口付近の毛細血管からの出血ですので、多くの場合、圧迫するだけで止血できます。

座った状態で前かがみになり、鼻翼（小鼻の柔らかいところ）を親指と人差し指で押さえます。ぎゅっと押さえたまま、5～10分は離さないようにします。この際、血液は飲み込まずに、必ず吐き出します。これで止まらなければ、さらに15～20分、圧迫を続けます。

身も蓋もありませんが、これが最も有効な方法です。

病院には、圧迫を試さずに、上を向いたままやってくる患者さんが多くいます。上を向くと

図表10　鼻血の正しい止血法

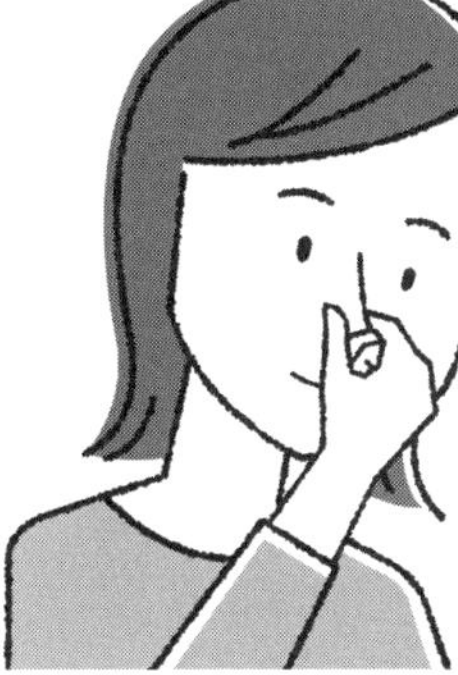

血液がのどに落ち込みやすくなります。吐き気、嘔吐、頭痛などの原因になるため、血液は飲み込んではいけません。

またティッシュペーパーの詰め込みは便利ではありますが、これだけでは効果的に止血できません。たんに詰め込んでいるだけでは出血点を圧迫していることにならないからです。ティッシュペーパーを詰めていても、しばらく出続けたのち自然に止まることが多いのですが、圧迫する方がよほど早く止まります。

では、鼻血で病院に行くべきなのは、どんなときでしょうか？

受診を考慮すべきなのは、以下のようなケースです。

・長時間（20〜30分以上）圧迫しても止まらない

・抗凝固薬、抗血小板薬を飲んでいる
・大量に出ている
・後方（鼻の奥）から出ている

病院では、血管を収縮させる薬に浸したガーゼを鼻腔に詰め込む「鼻腔タンポン法」を用いて止血します。

しかし、ワーファリン®やバイアスピリン®など、いわゆる「血液をサラサラにする薬」を飲んでいる方は出血が止まりにくくなっているため要注意です。こういう方でも多くは圧迫だけで止まりますが、自力で止められないことも多いため、止血が難しい、勢いよく出ている、というときは迷わず受診しましょう。

薬だけでなく、血液の病気（白血病や血小板減少性紫斑病など）や肝臓の病気で、血液が固まりにくい人もいます。こうした持病のある方で、止血が難しいケースでは、早めに病院に行くようにしましょう。

また、これまで経験したことがないくらい大量に、勢いよく血液が出ている、というケースでは、動脈から出血している可能性があります。このような出血なら救急車を呼ぶべき、と言ってよいでしょう。

一方、前側に血液が流れてこずに、のどの奥に流れ込む、といったケースでは、後方から出血している可能性が高く、鼻翼の圧迫では出血は止まりません。病院で、「後鼻腔タンポン法」や「バルーンタンポン法」と呼ばれる特殊な方法での止血が必要になります（ティッシュペーパーを詰めたせいで血液がのどに流れる、というケースは除きます）。

ただ、多くの場合、鼻血だけで血液が大量に失われる心配はありません。特殊なケースを除き、鼻血だけで命の危険にさらされるリスクは低いため、まずは落ち着いて対処することが大切です。実際、鼻血が出ると動転してしまい、血圧が上がって余計に鼻血が止まりにくくなる、ということもあります。子どもの場合は特に、泣きわめいてますます鼻血が出る、というケースもありますので、「大丈夫だよ」と言って落ち着かせることも大切です。

ちなみに、子どもは、鼻の中の指の届く範囲を触りすぎて鼻血が出ることが多く、触りすぎないように注意することも大切です。アレルギー性鼻炎で鼻の中がかゆいのが原因、ということもありますので、場合によってはそちらも治療しなければなりません。

いずれにしても、自然に、あるいは圧迫して止血できたときは、慌てて病院に行く必要はありません。ただし、勢いよく出血したようなときは、再出血の予防のために血管を焼くなどの処置をしたほうがよいこともあるため、翌日以降、耳鼻科で一度相談するのがよいでしょう。

また、鼻血が出た日は、お風呂に浸かるのは控えてシャワー浴程度にし、飲酒や激しい運動は控えておきましょう。

ペットに咬まれた！　病院に行くべき?

犬や猫など、動物に咬まれることを「動物咬傷《こうしょう》」と呼びます。

実は、見た目には傷が小さく自然に治りそうに見えるケースでも、動物に咬まれた傷の場合は要注意です。普通のすり傷や切り傷とは異なり、**感染のリスクが非常に高い**ためです。動物の口の中は細菌が多く、また牙が皮膚に食い込むことで、深い部分に感染が広がりやすいとされています。

もちろん動物咬傷は人間に咬まれるケースも含みます。顔を殴ったときに拳が歯にあたってケガをする「Fight bite（ファイトバイト）」と呼ばれる傷もあります。

細菌感染によって、皮膚の表面の炎症である「蜂窩織炎《ほうかしきえん》」や、筋肉の表面にまで感染が及ぶ「壊死性筋膜炎《えしせいきんまくえん》」などを起こすこともあります。

壊死性筋膜炎では、重度の場合は切り開いて洗浄、壊死組織を除去（「デブリドマン」と呼ぶ）したり、腕や足を切断したりしなくてはならないこともあります。場合によっては、血液中に細菌が入って全身を巡り、「敗血症」と呼ばれる状態になって命に関わることもあります。

以上のことから、**動物に咬まれたときは、早めの治療と対策が必要**です。自力で対処するのは難しいため、早めに病院を受診するのが望ましいでしょう。一般的なクリニックでもかまいませんし、病院の救急外来や外科系の一般外来でもよいでしょう。

では、動物咬傷に対しては、どんな処置が必要になるのでしょうか？　基本的には、以下の三つの流れが重要になります。

①流水で洗浄

まずは、咬まれた部位を流水でしっかり洗浄します（病院に行く前に自宅で行います）。この際、特別な消毒液などは必要ありません。十分な量の水道水で洗い流すことが大切です。なお、出血している場合は、ガーゼなどを使ってしっかり圧迫止血します。

②抗菌薬（抗生物質）の処方

診察した結果、細菌感染のリスクが高いと判断されれば、抗菌薬（抗生物質）を処方します。前述の通り、動物の口の中には様々な種類の細菌が存在するため、これらに効果を持つタイプの抗菌薬を使用します。

すでに重度の感染症を起こしているケースを除き、点滴ではなく内服薬（飲み薬）を処方するのが一般的です。

動物咬傷では、破傷風のリスクも高いとされています。破傷風菌が傷から体内に侵入し、毒素を産生して様々な神経症状を起こします。潜伏期間は2日～8週とケースによってかなり幅があります。

③破傷風の対策

破傷風は、口が開けにくい、顔が動かしにくい、物が飲み込みにくい、などの症状から、歩行障害、呼吸障害、全身性のけいれんにまで発展する危険な病気です。

破傷風は、ワクチン接種によって防ぐことができます。破傷風のワクチン（破傷風トキソイド）は定期接種に含まれるため、多くの方が予防接種を済ませています。

ただし、小児期の定期接種を終えた後は、一度も接種を行ったことがない方が多いはずです。破傷風ワクチンの効果は、最終接種後約10年間、すなわち22歳くらいまでは持続しますが、それ以後は破傷風に対する免疫は維持されていないため、あらためてワクチン接種が必要です。

一方、過去5～10年以内に動物咬傷やケガなどですでにワクチン接種歴がある方は、追加接種は不要と判断することもあります。

破傷風以外にも、パスツレラ症、ネコひっかき病、カプノサイトファーガ・カニモルサス感染症といった、動物咬傷特有の感染症もあります（ネコひっかき病は、その名の通りひっかかれても発症します）。

特にカプノサイトファーガ・カニモルサス感染症は、重症化すると死亡するリスクのある危険な病気です。やはり、咬傷後の早急な対応が必要です。

また、海外で動物咬傷を受けた場合は、狂犬病のリスクがあります。国内での発生例は1957年を最後にありませんが、2006年にフィリピンで現地の飼い犬に咬まれて感染し、帰国後に発症した例が2件あるなど、輸入症例はありえます。ひとたび発症すると有効な治療法はなく、ほぼ100％死亡するという恐ろしい病気です。

犬や猫に限らず、キツネやアライグマ、オオカミ、コウモリなどからも感染します。早急に現地の医療機関を受診する必要があります。

以上のように、**相手がどんな動物であっても、咬まれて傷ができているときは、原則、病院に行くべき**である、と考えてよいでしょう。

なお、病院に行った際、医師に説明すべきことは以下の通りです。

・どの部位を何に咬まれたか？
・咬まれてからどのくらい時間が経過したか（何時頃に咬まれたか）

・最近破傷風の予防接種をしたことがあるか
・咬まれた後どんな処置を行ったか
また、病院で治療を受けた後は、
・傷が赤く腫れてきた
・傷から膿が出てきた
・強い痛みがおさまらない
・発熱した
といったケースでは再受診が必要になります。慎重に経過を見ましょう。

お腹が痛い！　怖い病気を見分ける方法は？

腹痛は、誰もがよく経験する症状です。

「強いお腹の痛みがあったが、時間が経てば自然とおさまった。何の痛みだったんだろう？」

誰しも、そんなふうに感じた経験があると思います。

大半は、食べすぎや飲みすぎ、便秘で便やガスが溜まっている、といった、「病的ではない腹痛」です。

お腹の中にはたくさんの臓器があります。

・胃、小腸、大腸、肝臓、胆のう、膵臓などの消化器系の臓器
・子宮や卵巣といった婦人科系の臓器
・膀胱や尿管といった泌尿器科系の臓器
・大動脈のような太い血管

これらはいずれも腹痛を引き起こすことがあります。中には、治療が必要な怖い病気が隠れていることもあります。どのように見分ければよいのでしょうか？

基本的に、医師が診察しない限り、「怖い腹痛か、そうでない腹痛か」を自力で見分けることは簡単ではありません。「不安なら受診」という方針を原則おすすめしますが、あくまで目安として、チェックすべきポイントをまとめておきます。

ポイントは以下の四つです。

①痛みの始まり方

腹痛が突然始まったか、ゆっくり始まったかをチェックします。「突然始まる」というのは、何をしているときに始まったか、ということを細かく言えるくらいの痛みを指しています。これについては第一章でも説明した通りです。

瞬間的に起こった強い腹痛は、大動脈瘤破裂や腸の動脈閉塞（動脈が詰まる病気）など、血

管系の痛みのことがあり、すぐに治療が必要なケースは多くあります。また、女性の場合は、子宮外妊娠の破裂や卵巣出血が突然発症の腹痛の原因になります。

ちなみに、卵巣出血は性行為の直後に痛くなるのが典型的です。この場合、痛くなった経緯を医師に話しづらい、と感じる方が多いと思いますが、正確な診断のためには、むしろ最初に医師に伝えなくてはならないポイントです。

一方で、虫垂炎（いわゆる「盲腸」）や胆のう炎、胆管炎、憩室炎《けいしつえん》（大腸のくぼんだところに炎症を起こす病気）などの炎症性の病気や、手術後の癒着、大腸や小腸の腫瘍が原因で起こる腸閉塞などの消化器系の病気は、ゆっくり始まることがほとんどです。
また、炎症性の病気は、大部分は細菌感染が原因のため、発熱を伴う傾向があります（ご高齢の方はまったく熱が出ないケースもありますが）。

もちろん、ゆっくり始まったケースなら安心、というわけではありません。すぐに治療が必要な病気もあるため、次に挙げるポイントを順にチェックしてみてください。

②痛みが始まった後の経過

長時間ずっと痛いのか、断続的に痛い（痛くなったり、痛くなくなったりの波がある）のかをチェックします。一般的には、「長時間ずっと痛い」「波がない」というケースでは、治療が必要な病気が原因であることが多い傾向にあります。

一方、痛みに波があるケースでは、腸炎や便秘、腸のぜん動に伴う痛み（ぜん動痛）などが原因であることが多く、緊急での治療が必要であることは少ない傾向があります。

③痛む部位

どの部位が痛むかをチェックします。痛む部位が一定せず、あちこちが痛くなる場合や、漠然とおへその周りが痛い、どこを押さえても何となく痛む、という場合は、腸炎や便秘、ぜん動痛など、緊急ではない痛みを考えます。

一方、「押さえると痛い部位が特定の1カ所だけある」という症状の場合は注意が必要です。その部位にある臓器の何らかの病気が考えられるためです。

各部位にある臓器別に病気をすべて説明すると、それだけで本が一冊書けるほど情報量が多くなるため、詳細はここでは割愛しますが、重要な以下の3点だけ、覚えておいてください。

まず一つ目は、虫垂炎についてです。

昔から、虫垂炎はなぜか「盲腸」と呼ばれていますが、盲腸は部位の名前で病名ではありません。虫垂という部位に炎症が起きるため、正確には「急性虫垂炎」です。虫垂炎は、必ず病院で治療を受ける必要があり、時に手術が必要なこともある病気です。

虫垂炎の場合は、「最初にみぞおちあたりが痛くて、その後右下腹部に移動する」というように、痛みの場所が移動することがあります。虫垂がある右下腹部の1カ所だけが常に痛いとは限らないため、注意が必要です。

二つ目は、妊娠に関わる痛みである場合です。

妊娠に関わる腹痛の場合、見逃すと母子ともに非常に危険です。妊娠している可能性が絶対に0%だ、と言い切れないときは、病院での妊娠検査が必要だとお考えください。短時間で検査ができます。

三つ目は、1カ所が痛いのではなく、お腹全体がすごく痛い、歩けないほどの激痛がある、というケースです。この場合、重度の腸閉塞や穿孔性腹膜炎（胃や腸に穴があいて腹膜全体に炎症を起こしている状態）などを疑います。

特に、腹膜炎がお腹全体に広がると、命に関わることがあります。「お腹のどこを触っても激痛」「軽く押すだけ、あるいは触れるだけでも激痛」「座る、立つ、咳をするといった軽い振動でも激痛」といった症状が典型的です。もちろん、このような強い痛みがお腹全体にあれば、迷わず病院に行く方は多いと思います。

④歩くと響くかどうか

歩くと響くようなお腹の痛みは、腹膜炎のサインとされています。虫垂炎や憩室炎は周囲の腹膜に炎症が起きるため、歩くとお腹に響くような痛みがあります。

腹膜炎の痛みは少し動くだけでお腹に響くので、「痛くてじっとしている、うずくまっている」というのが典型的です。逆に、「痛くてのたうちまわっている、暴れている」というようなケースは、むしろ腹膜炎の可能性は低く、尿路結石など、緊急性の低い病気の方が多い傾向にあります。

症状が軽い場合は、ジャンプする、背伸びした後かかとをストンと落とすなどしてお腹に振動を加え、痛い部分に響くかどうか確認してみるのも一つの手です。実際私たちも、診察室で患者さんに対して行う方法です。

以上が、腹痛の際にチェックしていただきたいポイントです。病院に行く場合でも、ここに書かれたチェック項目を確認しておけば、自分の症状を上手に医師に伝えることができ、スムーズに診療を受けられるでしょう。

おわりに

私が幼い頃、自宅に『家庭の医学』という本がありました。専門家が監修した、家庭用の医学事典です。

体の具合が悪かったり、病気について調べたいと思ったときはまずその本を開く。それでも解決しなければ、かかりつけ医に相談する。

それが、ありふれた一般家庭の光景であったように思います。


ところが、現在はどうでしょうか？

世の中には、医療に関する情報があふれています。

書籍、週刊誌、テレビ、インターネット。

多くの人が、様々なツールを使って医療に関する情報を得て、健康問題を自力で解決しています。

たしかに、利便性は圧倒的に高まりました。しかし残念ながら、簡単に手に入る医療情報は玉石混淆です。私たち医師の目から見ても、怪しげな、健康被害を与えかねないような情報に、毎日多くの人がさらされているのです。


「この本に『○○でがんが治る』と書いてあったのですが、試してみていいでしょうか？」

「テレビ番組で『○○すると血糖値が下がる』と知って実践しています」

「インターネットで『○○というサプリで認知症が防げる』という情報を知ったので、親のために購入しました」


患者さんからは、毎日のようにこうしたセリフが聞かれます。むろん、医師である私にこのように相談してくれるなら何ら問題はありません。しかし中には、医師や現代医療に対する不信感から、医学的根拠の乏しい治療に傾倒し、病院に来なくなってしまう人もいます。


私はこれまでそうした患者さんを見てきて、痛感したのです。

診察室の中だけでは患者さんを救えない、と。

私たちが医師として医業を行う限り、病院に来ない人を救うことはできないからです。

私たちの気づかないところで健康被害を受けているかもしれない多くの人に、声を届ける手段はないだろうか？

そんな思いで私は、医療情報サイトを作り、多くのメディアで連載し、ボランティア講演を繰り返し、そして本書を書くに至りました。

たくさんの人に声を届けたい。

医師と患者さんとの垣根をなくしたい。

医療に対する抵抗感をなくし、患者さんが上手に医療を利用できる環境を作りたい。

その強い思いが、この本に結実したように思います。何か一つでも得ることがあれば、そして少しでも医療に対する考え方が良い方向に変われば、幸いです。

本書の刊行にあたり、私を厳しくかつ優しく導いてくださった幻冬舎の小木田順子さん、本書の企画段階から私を手助けし、日々私の悩みを聞いてくださる同じ消化器外科医の中山祐次郎先生、専門的見地から何度も原稿をチェックし、見違えるほどにクオリティを高めてくださった形成外科医の岡田愛弓先生、耳鼻咽喉科医の前田陽平先生、薬剤師の松谷涼子先生をはじめ、多くの皆様にご助力いただきました。心より御礼申し上げます。

２０１９年10月

山本健人

参考文献

第Ⅰ章

＊1―Kwon D, et al. Development and evaluation of a rapid influenza diagnostic test for the pandemic (H1N1) 2009 influenza virus. J Clin Microbiol. 2011 Jan; 49(1):437-8

第Ⅲ章

＊1―「周術期禁煙ガイドライン」日本麻酔科学会

＊2―「喫煙と健康　喫煙の健康影響に関する検討会報告書」厚生労働省

＊3―Takachi R, et al. Red meat intake may increase the risk of colon cancer in Japanese, a population with relatively low red meat consumption. Asia Pac J Clin Nutr. 2011; 20(4):603-12

＊4―「消化器内視鏡関連の偶発症に関する第6回全国調査報告　２００８年～２０１２年までの5年間」日本消化器内視鏡学会雑誌　２０１６、58：9、１４６６-１４９１

＊5―福田一郎ほか「人間ドック受診者のＣＥＡ値に及ぼす喫煙の影響」日本人間ドック学会誌　１９９６、11：2、１３７-１４０

＊6―「大腸癌治療ガイドライン２０１９年版」金原出版、「胃癌治療ガイドライン第5版」金原出版

＊7―日本肝胆膵外科学会ホームページ「膵臓がん」

＊8—国立がん研究センターがん情報サービス「免疫療法 もっと詳しく知りたい方へ」
＊9—Russell W Jenkins, et al. Mechanisms of resistance to immune checkpoint inhibitors. Br J Cancer. 2018; 118(1):9-16
＊10—Ribas A, et al. Cancer immunotherapy using checkpoint blockade. Science. 2018; 359(6382):1350-1355
＊11—日本臨床腫瘍学会ホームページ

第四章

＊1—日本救急医学会ホームページ

第五章

＊1—「胃食道逆流症（ＧＥＲＤ）診療ガイドライン２０１５」日本消化器病学会
＊2—「ジェネリック医薬品への疑問に答えます」厚生労働省
＊3—「視覚障害の原因疾患の全国調査」岡山大学プレスリリース（平成30年9月27日）
＊4—「高血圧治療ガイドライン２０１９」日本高血圧学会
＊5—「動脈硬化性疾患予防のための脂質異常症診療ガイド２０１８年版」日本動脈硬化学会
＊6—「消化性潰瘍診療ガイドライン２０１５」日本消化器病学会

第六章

＊1—「抗微生物薬適正使用の手引き」厚生労働省健康局結核感染症課

・「形成外科診療ガイドライン2 急性創傷／瘢痕ケロイド」金原出版
・日本耳鼻咽喉科学会ホームページ「鼻出血」
・MSDマニュアルプロフェッショナル版「鼻出血」
・「year note 2018」メディックメディア
・「感染症専門医テキスト 第I部 解説編」南江堂
・「カプノサイトファーガ感染症に関するQ＆A」厚生労働省

協力・監修

岡田愛弓（形成外科医）／中山祐次郎（消化器外科医）／前田陽平（耳鼻咽喉科医）／松谷涼子（薬剤師）

著者略歴

山本健人

やまもとたけひと

二〇一〇年京都大学医学部医学科卒業。

神戸市立医療センター中央市民病院初期研修医、外科専攻医、田附興風会医学研究所北野病院消化器外科を経て、

現在、京都大学大学院医学研究科博士課程在籍。専門は消化管外科。

外科専門医、消化器病専門医、消化器外科専門医、感染症専門医、がん治療認定医など。

「医師と患者の垣根をなくしたい」をモットーに、

「外科医けいゆう」のペンネームで一七年に医療情報サイト「外科医の視点」を開設。

時事メディカル、看護roo!、ケアネットなどのウェブメディアで連載。

Yahoo!ニュース個人オーサー。Twitter、Facebook、Instagramでも情報発信。

各地で一般向けボランティア講演なども精力的に行っている。

著書に『もう迷わない！　外科医けいゆう先生が贈る初期研修の知恵』（シービーアール）がある。

幻冬舎新書 577

医者が教える
正しい病院のかかり方

二〇一九年十一月三十日 第一刷発行

著者 山本健人

発行人 志儀保博
編集人 小木田順子
発行所 株式会社 幻冬舎
〒一五一-〇〇五一 東京都渋谷区千駄ヶ谷四-九-七
電話 〇三-五四一一-六二一一(編集)
〇三-五四一一-六二二二(営業)
振替 〇〇一二〇-八-七六七六四三
ブックデザイン 鈴木成一デザイン室
印刷・製本所 株式会社 光邦

GENTOSHA

検印廃止

Printed in Japan ISBN978-4-344-98579-7 C0295
や-19-1
幻冬舎ホームページアドレス https://www.gentosha.co.jp/
*この本に関するご意見・ご感想をメールでお寄せいただく場合は、comment@gentosha.co.jp まで。

幻冬舎新書

中山祐次郎

幸せな死のために一刻も早く あなたにお伝えしたいこと

若き外科医が見つめた「いのち」の現場三百六十五日

死に直面して混乱し、後悔を残したまま最期を迎える人々。そんな患者さんを数多く看取ってきた若き外科医が、「少しでも満ち足りた気持ちで旅立ってほしい」という想いから、今をどう生きるかを問う。

里見清一

医者とはどういう職業か

医学部受験から病院への就職、労働環境、収入、出世、結婚、不倫その他スキャンダル、医療事故とそのリスク、そして名医の条件と将来の医師像まで医者のすべてを説き明かした画期的医師論。

久坂部羊

日本人の死に時

そんなに長生きしたいですか

あなたは何歳まで生きたいですか？　多くの人にとって長生きは苦しく、人の寿命は不公平だ。どうすれば満足な死を得られるか。数々の老人の死を看取ってきた現役医師による〝死に時〟の哲学。

奥田昌子

内臓脂肪を最速で落とす

日本人最大の体質的弱点とその克服法

欧米人と比べ、日本人の体には皮下脂肪より危険な内臓脂肪が蓄積しやすく、がん、生活習慣病、認知症などの原因になる。筋トレも糖質制限もせず、おいしく食べて脂肪を落とす技術を解説。

幻冬舎新書

胃腸を最速で強くする
体内の管から考える日本人の健康
奥田昌子

「胃痛の原因はストレス」「ヨーグルトで便秘が治る」は間違い！　消化管の病気を抱える日本人は1010万人超。強い消化管をつくるのに欠かせない食事や生活習慣、ストレス対処法を解説。

塩分が日本人を滅ぼす
本多京子

介護要らずの、幸せな長生きのためには「健康寿命」を延ばすこと。それには塩分を控えることが最重要。だが、味の濃い加工食品や調理済みの既製品を好む現代日本人は、「見えない塩」に侵されている！　意外に知らない、日本の食卓の危機。

大便通《だいべんつう》
知っているようで知らない大腸・便・腸内細菌
辨野義己

ふだん目を背けて生活しているが、日本人は一生に約8・8トンの大便をする。大腸と腸内細菌の最前線を読み解き「大便通」になることで「大便通」が訪れる、すぐに始められる健康の科学。

大便革命
腐敗から発酵へ
辨野義己

大腸は小さな努力で病気の発生源から健康長寿の源へとすぐに変えられる。腸内にあるものは腐敗ではなく発酵させよ！　では、よき発酵のために毎日、何を食べるべきか。食の知恵と大便観察の方法を伝授。

岡田尊司
うつと気分障害

うつと思われていた人の約半分が、実は躁うつだとわかってきた。本書ではうつと気分障害についての基礎知識から、最先端の研究成果、実際に役立つ予防や治療・克服法までわかりやすく解説。

岡田尊司
人はなぜ眠れないのか

不眠で悩む人は多いが、どうすればぐっすり眠れるのか。睡眠学や不眠症臨床の最新知見から、不眠症を克服する具体的方法や実体験に基づく極意まで、豊富なエピソードを交えて伝授。

岡田尊司
発達障害と呼ばないで

「発達障害」と診断されるケースが急増している。しかし実際は、「愛着障害」であるケースが大半だ。「愛着障害」とはいったい何なのか？　「発達障害」急増の意味を明らかにする、衝撃と希望の書。

岡田尊司
ストレスと適応障害
つらい時期を乗り越える技術

「適応障害」は環境の変化になじめなかったり、対人関係がうまくいかずに生じる心のトラブル。どうすれば改善するのか？　すぐに実践できる方法を、百戦錬磨の専門医がわかりやすく紹介。